Receptionist's Manual
in Dental Office

決定版

歯科医院のための受付マニュアル

STYLISH SCHOOL 代表
デンタルメディエイター
中原三枝 著

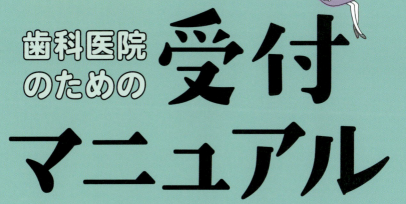

管理業務

電話応対

患者さん対応

院長サポート

ビジネスマナー

全受付業務

INTER ACTION

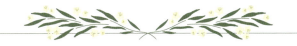

序

　筆者が歯科医院に関わることになってから 27 年、数多くの現場でスタッフと共に受付業務の課題を共有し、改善に取り組んできました。その中で強く感じたことは、受付とは単なる「事務作業」ではなく、患者さんにとっての歯科医院の「顔」であり、臨床現場の流れを円滑に保つために不可欠な「頭脳」であることでした。

　受付スタッフには臨機応変な対応が求められます。歯科医師や歯科衛生士が治療に専念できるようサポートする一方で、患者さんの心の声に耳を傾け、微細な変化に気づき、医院のルールに則った適切な対応を行う必要があります。

　本書は、歯科医院の受付業務をより効果的に、そして患者さんに寄り添いながら遂行するための指針の提供を目的にまとめました。受付業務の基本から応用まで、実際の現場で役立つ具体的な対応方法を網羅しています。さらには日常的に遭遇する可能性のある様々な場面に対する対処法までをも、幅広く掲載しました。実際の現場で役立つヒントやコツも盛り込み、受付スタッフがより自信を持って業務を遂行できるようサポートしています。

　受付業務の向上は、患者さんへのサービスの質を高め、結果として医院全体の運営に良い影響を与えます。本書が、受付スタッフがその職務をより深く理解し、日々の業務のスキルアップに役立ち、医院の効率化と患者さんの満足度向上に貢献することを願ってやみません。

2025 年 4 月吉日
STYLISH SCHOOL 代表　中原 三枝

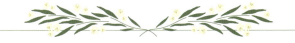

CONTENTS

本書を読む貴方にお伝えしておきたいこと ……………… 10
　～心の準備＆作業の準備～

CHAPTER 1　信頼される受付になるために … 11

1　信頼してもらうために信用を積み重ねる …………………… 12
2　歯科医院スタッフとしての自覚を持って仕事をしよう ……… 13
3　受付としての身だしなみと立ち振舞を身につけよう ………… 14
4　徹底して患者さんの立場になって考えましょう …………… 17
5　患者さんが望んでいることは何でしょう …………………… 18
6　新人受付あるあるシチュエーション ………………………… 19

CHAPTER 2　メディカルビジネスマナー ……… 29

1　気をつけよう！仕事ができない人の特徴 …………………… 30
2　仕事をするうえでの基本 ……………………………………… 31
3　組織の一員としての共通認識を持ちましょう ……………… 33
4　受付としてビジネス会話を身につけよう …………………… 34
5　伝えたいことを伝えるために ………………………………… 40
6　報連相をマスターしよう ……………………………………… 42
7　歯科医院の顔、受付としての語彙力 ………………………… 44

CONTENTS

CHAPTER 3 患者さん対応 … 49
1　ホスピタリティの心 … 50
2　患者さんへのお声かけのポイント … 51
3　医療接遇 … 53
4　クレーム対応の基本 … 54
5　患者さんのタイプを知ろう … 57

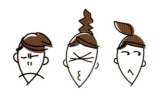

CONTENTS

CHAPTER 4 受付業務のすべて ……… 63

1 受付、待合室の環境整備 ……… 64
2 待合室のルール ……… 66
3 掲示物のルール ……… 67
4 健康保険証/マイナンバーカードの取り扱い ……… 68
5 個人情報の取り扱いに注意 ……… 70
6 医療券や健診のシステム ……… 71
7 「健康保険証」を忘れてきた患者さん対応 ……… 72
8 初診患者さんへのワークフロー ……… 73
9 診療申込書、問診表を記入してもらう ……… 75
10 予約時間にご案内できない場合 ……… 76
11 紹介患者さんへの対応 ……… 77
12 再初診や定期健診患者さんが来院したら ……… 78
　　患者さん来院時の受付業務チェックリスト ……… 80
13 診療を終えた患者さんへの対応 ……… 81
14 本日の治療説明 ……… 82
15 会計について ……… 83
16 キャッシュレス決済 ……… 84
17 医療費控除、高額療養制度、限定額適用認定証 ……… 85
18 会計のワークフロー ……… 86

CONTENTS

19 会計時の注意事項 ……………………………… 87
20 会計時の会話例 ………………………………… 88
21 次回の予約 ……………………………………… 89
22 次回予約の取り方　フロー …………………… 90
23 次回予約の取り方　チェック表 ……………… 91
24 担当との「次回の治療内容」の情報共有 …… 92
25 次回予定されている治療内容の説明 ………… 93
26 患者さんの希望を尋ねる ……………………… 94
27 予約変更、キャンセル時の約束 ……………… 95
28 キャンセルされたら? ………………………… 96
29 窓口での次回予約の取り方会話例 …………… 98
30 患者さんに伝える注意事項 …………………… 100
31 薬に関して …………………………………… 101
32 処方箋交付時のワークフロー ………………… 102
33 薬の服用の仕方 ………………………………… 103
34 薬を受け取れる薬局の紹介 …………………… 104
35 薬や処方箋を渡す際の会話例 ………………… 105
　　治療終了後の窓口業務チェックリスト ……… 107

CONTENTS

CHAPTER 5 電話対応 ……………………… 109

1. 電話を受ける時 ………………………………………… 110
2. 電話をかけてくる人たち ……………………………… 111
3. 電話対応の基本 ………………………………………… 114
4. 電話対応：7つのルール ……………………………… 116
5. 電話対応：よく使うフレーズ ………………………… 124
6. 患者さんからかかってくる予約電話：4種類 ……… 126
7. 予約の電話がかかってきた時のワークフロー ……… 128
8. 予約変更やキャンセルの電話がかかってきた時のワークフロー 144
9. 歯科関連業者からかかってきた時ワークフロー …… 150
10. 歯科関連業者からの電話対応会話例 ………………… 152
11. 院長宛にかかってくる相手の把握 …………………… 154
12. 院長宛にかかってきた電話のワークフロー ………… 156
13. 院長宛の電話対応例 …………………………………… 158
14. セールス電話がかかってきた時 ……………………… 160
15. セールス電話への対応例 ……………………………… 162
16. こちらから電話をかける ……………………………… 164

CHAPTER 6 管理業務 ……………………… 171

1. 個人情報について ……………………………………… 172
2. 個人情報の取り扱いルール …………………………… 173

CONTENTS

3	カルテ管理	174
4	重要書類や文書の管理	175
5	頻繁に使用する書類	176
	受付や待合室の管理業務チェックリスト	177
6	メーカー・ディーラー対応	179
7	在庫管理	180
8	院内での情報共有事項	181
9	発注管理	182
10	歯科技工所対応ルール	183
11	補綴装置、修復物発注時のルール	184
12	歯科技工所への配送の流れ	185
	歯科関連業者対応チェックリスト	186

CHAPTER 7 院長サポート …… 187

1	院長の交友関係マニュアル作成	188
2	交友関係リスト作成	189
3	院長宛の郵便物	190
4	来客対応	191
5	贈答品に関する業務	196
6	葬儀への対応	197
	院長のサポート業務チェックリスト	198

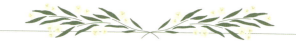

本書を読む貴方にお伝えしておきたいこと

～心の準備＆作業の準備～

わからないことは不安で当たり前

社会人として医療人として

そしてチームの一員として

行動の源となる「考え方」「あり方」を

しっかり自分の軸にし

人生を豊かにするために

仕事を通して自分を磨いていってください

全ては相手が決めること

「自分流」で仕事をしてはいけません

患者さんとの信頼関係を構築して

きちんと情報を伝え、

患者さんの情報も正しく得ることが重要です

CHAPTER

1

信頼される
受付になるために

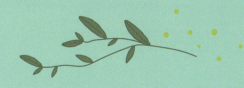

1 信頼してもらうために信用を積み重ねる

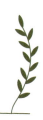

1 患者さんの気持ちに共感する

2 目的を忘れない

3 適当にしない

4 約束を守る

5 状況説明と報告を忘れない

2 歯科医院スタッフとしての自覚を持って仕事をしよう

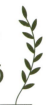

1 職場のルールを守ろう

◆ 歯科医院で働くにあたっての就業規則、服務規定、院内ルールを理解しましょう。

2 時間を守ろう

◆ 自分だけの時間ではなく、相手の大切な時間を大切に扱えるように工夫しましょう。勝手に相手の時間を奪ってはなりません。

3 医療人であることを理解しよう

◆ 歯科医院は患者さんに治療を提供することで対価を得ていることを認識しましょう。
◆ 患者さんの痛みに寄り添い、同じゴールを目指して、信用を積み重ねていく努力をしましょう。

3 受付としての身だしなみと立ち振舞を身につけよう

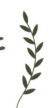

1 医療人にふさわしい身だしなみで受付に立とう
- ◆ 清潔感あふれる身だしなみで受付に立つ
- ◆ 外出する時は私服に着替える

2 いつでも患者さんを出迎えることができる「表情」をキープしよう
- ◆ 忙しい時、感情的になった時、疲れている時であっても、「いつも患者さんから見られている」ことを意識する
- ◆ いつでも患者さんを出迎えることができる「姿勢、振る舞い」をキープしましょう

3 相手の目を見て、正しい言葉遣いで会話しよう
- ◆ 目的に応じて声のトーンや大きさを使い分ける
- ◆ 正しい敬語をマスターして対応する
- ◆ ビジネス会話をマスターする

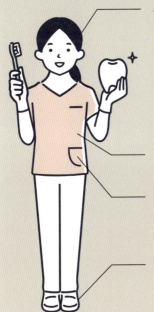

図1-1

医療人としての身だしなみ NG

【髪】
- おくれ毛
- 明るすぎるカラー
- メッシュ、ハイライト等
- 大きなヘアアクセサリー

【顔】
- 濃いアイシャドウ
- 派手な色のアイシャドウ
- まつ毛エクステ(長い・濃い・抜けている)
- つけまつ毛

【制服】
- サイズが合っていない
- シミ・シワがある
- ボタンが外れている
- 襟元から下着が透けている

【手】
- 爪を長く伸ばしている
- ネイルの色が派手

【靴下】
- 派手な色
- 個性的な柄
- 不潔

【靴】
- サイズが合っていない
- かかとを踏んでいる
- 汚れている

【香り】
- 香水、コロン、オイル

医療人としての仕草の NG

【姿勢】
- 猫背
- 上体を揺らす
- 足・腕を組む

【表情】
- 目が泳ぐ
- 視線を合わせない
- 眉間にシワを寄せる
- 口角が下がったまま
- ため息をつく

【行動】
- 髪をよく触る
- 時計をよく見る
- 物の扱いが雑
- 足音がうるさい
- ドアの開け閉めの音がうるさい
- 返事をしない

【声】
- 声が小さい
- 声が大きい
- 笑い声がうるさい

図 1-2 医療人としてふさわしくないNGな身だしなみと仕草には、くれぐれも気をつけましょう!

4 徹底して患者さんの立場になって考えましょう

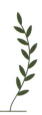

1 患者さんの目的は何なのか
◆ 今、どんな感情でいるのか？

2 患者さんの年齢や立場を考える
◆ 価値観、目的、要望

3 患者さんの反応を見ながら進める
◆ 表情、しぐさ、返事の仕方

4 患者さんにきちんと伝わったかどうかの確認
◆ 大切なことは何か

　怖がらない、決めつけない、患者さんを知る努力、受け入れる努力をしていきましょう。

5 患者さんが望んでいることは何でしょう

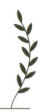

1 衛生的な環境
（　　　　　　　　　　）

2 高度で信頼のおける治療
（　　　　　　　　　　）

3 その提案とわかりやすい説明
（　　　　　　　　　　）

4 感じの良いスタッフの対応
（　　　　　　　　　　）

5 治療計画通りの予約の取り方
（　　　　　　　　　　）

6 トラブルがあった時の真摯な対応
（　　　　　　　　　　）

7 適切と思われる治療費
（　　　　　　　　　　）

8 自分の都合にあった予約が取れる
（　　　　　　　　　　）

> 具体的に何をすればよいのか医院全体で取り組んで下さい。
> （　　）内に書きこんでおきましょう

6 新人受付あるあるシチュエーション

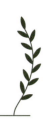

あるある 1 次々と仕事の指示がきてしまう

Advice

常に患者さん優先で仕事をしていると他の仕事が滞ってしまいます。目の前の仕事に「優先順位」をつけることが重要です。
「緊急」なのか、「重要」なのか、「今すべき」なのか、「後から」でもいいのか。

あるある 2 仕事を同時にこなさなくてはならない

Advice

目の前の患者さん対応／電話応対／診療室からの確認／予約／会計／患者さんからの質問　どれから終わらせればいいの？

大切なのは「どちらを先にする必要があるのか」の判断です。はじめのうちは、先輩に「先ほどの場合はどうすればよかったのでしょう」と質問し、判断のポイントを学んでください。

3 わからない時にすぐ聞けない

Advice

　院長も先輩も治療中で確認ができず、患者さんを待たせてしまうことがあります。急いで確認すべき時は「申し訳ありません。緊急の確認事項なのでお願いします」と声をかけ、図1-3に示すように対応案をメモに箇条書きにして、番号で返事をもらうようにしてみましょう。

　また、「院長は只今診療中ですので確認には少しお時間をいただきたいのですが、よろしいでしょうか？」と患者さんに説明しておくのも必要でしょう。

※その案件を忘れないように、メモを誰もが見える場所に貼るなどして「思い出せるきっかけ」を作っておいてください。

◎患者さん名 ＿＿＿＿＿＿＿＿＿＿＿＿＿＿＿＿＿＿＿
◎用件

◎対応案
　①
　②
　③
◎患者さんを待たせている時間　　5分　　10分　　15分

図 1-3　院長やスタッフが治療中の時はメモを上手に活用する。

4 患者さんの訴えが理解できない

Advice

　全てに完璧に応える必要はありません。患者さんの気持ちに寄り添い「真の要望は何なのか？」を慎重に聞き出し、他のスタッフへ引き継ぐこと。

　あなたの対応そのものに患者さんが「不安」を抱えないように十分気をつけてください。

5 患者さん対応を優先すると他の仕事ができない

Advice

　「医院の方針」として「患者さん優先」は大切なこと。しかし限られた時間内で公平に対応をするのは難しく、受付の作業も時間内に終わらせていかねばなりません。

　「臨機応変」の経験値を高めていくしかないので焦らずに先輩を見て、時間を味方にしていきましょう。

6 患者さんの話が止まらない…

Advice

「ホスピタリティ」の心を持って、と言いつつも、他の患者さんの対応もしていかねばなりません。一人の患者さんに多くの時間を割くのも問題。上手に患者さんとの話を終わらせるように、話術を習得していくことが大切になります。

◆「そういえば」で切り替える

> そういえば、次回は□□□の治療で、○日の予約になっていますね！

> そういえば、○○さん、いつも車でいらっしゃっていますよね。運転、気をつけていらしてくださいね。

◆ 天気や季節の話題に合わせて

> ○○さん、今日は日差しが強いので、どうぞお気をつけてお帰りください。

図1-4 受付で患者さんとの会話を「ごく自然に」終わらせるフレーズ例。

7 忙しい時に限っての探し物

Advice

カルテ／書類／模型／技工物／補綴装置など
急に、「あれは？」「これは？」と言われても大変。
　解決するための手段を考えておきましょう。例えば、
・朝礼にて確認「本日来院患者さんの準備物はありますか？」
・「いつまでに準備すればいいですか？」
・過去に探したものに関してのルール化

作っておくと役立つ！
探し物リストの例

日　付	準備しておくべきもの	いつまでに	済

表 1-1

Advice

優先順位をつけて仕事をする習慣を持とう

 ものごとの優先順位(図1-5)は、図1-6に示す3つのステップで考えると判断しやすくなります。迷った時は、このステップを実践してみましょう。

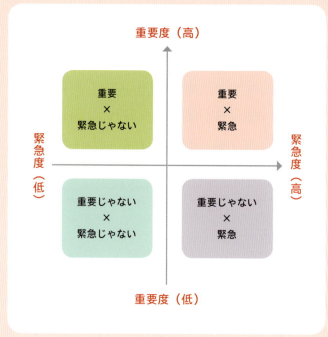

図1-5 優先順位は重要度と緊急度で考える。

STEP 1　「実行すること」と「しないこと」を分類する

「私にしかできないこと」「人に振っても大丈夫なこと」のように分類する。

STEP 2　「重要か」「緊急か」を分類する

「今しなければならないこと」「後でもいいこと」のように分類する

STEP 3　「重要」で「緊急性の高い」ものから確実に実行する

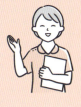

図 1-6　優先順位をつけて仕事をしよう。

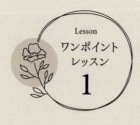

仕事と作業の違いを知る

「作業」をして「仕事」をした気にならないでください

「良い仕事」をするためには

その背景や目的や理由を理解する必要があります

「作業」にかける時間を減らすことは

生産性を高めることに繋がるのです

今の行動は「作業」なのか、「仕事」なのか

自覚をして進めていってください

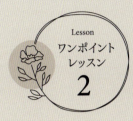

役割の果たす意味を知る

「立場は人を作る」

「立場」を得るために一生懸命努力すること
謙虚に受け止めて周囲に喜びをもたらすように努める

「責任」は持つもの、果たすもの
自分のやるべきことを見極める

正しい判断力を持って行動し、その影響を考えること

MEMO

CHAPTER

2

メディカルビジネス
マナー

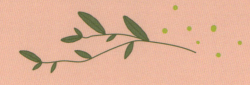

1 気をつけよう！仕事ができない人の特徴

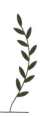

- *1* 時間を守れない

- *2* 臨機応変な対応が苦手

- *3* 自己中心的

- *4* マイペース

- *5* 優先順位がつけられない

- *6* 報連相をしない

- *7* 指示待ち

- *8* 同じミスを繰り返す

- *9* 人のせい、時間のせいにする

> どうすれば "仕事ができる人" になるのか考えて下さい

2 仕事をするうえでの基本

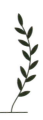

仕事をするうえでの大切な3つのポイント

1. 共通の言語
2. 共通の認識
3. 情報の共有

医療人としてのプロになってください

　医療現場においての接遇の目的は、患者さんに安心して来院してもらうことです。患者さんは痛みを抱え、緊張や不安を抱えています。

　しっかりと寄り添い、少しでも緩和させ居心地の良い医院だと思ってもらえるようにしていくことです。

共通の認識として、理解しておいてください

ルールとは明文化された規則のこと。守らなければ罰則があるのです。

マナーとは相手を大切に思う気持ちを形式化したもの、自発的に守るもの。

ビジネスマナーとは年齢、性別、経験、価値観の異なる人たちで構成されている職場で信頼関係を構築するための根幹になるスキルです。

ビジネスマナーの5原則

1. 明るい表情
2. 元気に挨拶
3. 清潔感のある身だしなみ
4. 仕事に対する態度
5. 言葉遣い

就業中のマナー

1. 時間を守る
2. 謙虚に人の話を聴く
3. 正しい日本語を使う
4. 嘘をつかない
5. 公平に接する
6. 金銭の貸し借りをしない
7. 人の噂話をしない
8. 感謝を忘れない

約束を守ること！

3 組織の一員としての共通認識を持ちましょう

1 秩序を守る

2 医院のイメージを落とさない

3 自主的に行動する

4 良好な人間関係を築く

5 仕事の目的を理解する

6 基本的なマナーを守る

7 自分の役割を理解する

8 協調性を持つ

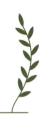

約束してください

4 受付としてビジネス会話を身につけよう

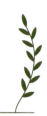

　社会の一員として、組織の一員としてビジネス会話を身につけるべく日頃から自分の話す内容、言葉の選び方には十分気をつけてください。「仕事」ですから「明確な目的」を持って会話をすることが大切です。それには、

1　「感じ良く」は絶対

2　簡潔でわかりやすいこと

3　内容や話し方が失礼にならないこと

　同時に、その時の目つきや表情、態度も大きく影響していきます。医院の代表であることを忘れずに！

> 二度と来ない患者さんを作らないこと

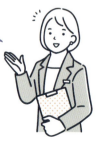

尊敬語
自分よりも目上の人を敬う場合に使う。

謙譲語
へりくだった表現により、相手に対して敬意を表す。

丁寧語
かしこまった丁寧な表現。
「お」や「ご」をつけること。

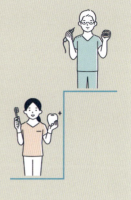
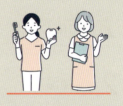

図 2-1 尊敬語・謙譲語・丁寧語の関係を知って使い分けよう！

してはいけません
NG 漠然とした「大丈夫ですか？」

単なる「大丈夫ですか？」だけでは医療の現場では不足です。質問の目的を持つ、すなわち「何が大丈夫なのか」をお聞きすることが大事です。

よく使う敬語一覧

私	わたくし
私の医院	当医院
あなたの会社	御社
後から	後ほど
さっき	先ほど
そうですね	おっしゃる通りです
わかりました	かしこまりました
見ましたか	ご覧になりましたか
知っていますか	ご存知でしょうか
できないです	いたしかねます
すみません	申し訳ございません
そこに行きます	そちらに伺います
どうしますか	いかがなさいますか
ここに来てください	こちらにお越しください

よく使う尊敬語・謙譲語一覧 ❶

	丁寧語	尊敬語	謙譲語
する	します	なさる／される	いたす
いる	います	いらっしゃる	おる
言う	言います	おっしゃる	申す／申し上げる
聞く	聞きます	お聞きになる	伺う／拝聴する
読む	読みます	お読みになる／読まれる	拝読する
見る	見ます	見られる／ご覧になる	拝見する
待つ	待ちます	お待ちくださる	お待ちする
来る	来ます	お越しになる／いらっしゃる	参る
帰る	帰ります	お帰りになる	おいとまする
会う	会う	お会いになる	お目にかかる
知る	知っています	お知りになる	存じ上げる

よく使う尊敬語・謙譲語一覧 ❷

	丁寧語	尊敬語	謙譲語
休む	休みます	休まれる	お休みさせていただく
考える	考えます	お考えになる	検討いたします
思う	思います	思われる	存じる
わかる	わかります	ご理解いただく	承知する／かしこまる
伝える	伝えます	お伝えになる	申し伝える
受ける	受けます	受けられる	お受けする
送る（メール）	送ります	お送りになる	送らせていただく
送る（荷物）	送ります	ご発送いただく	発送させていただく
書く	書きます	お書きになる	お書きする
利用する	利用します	ご利用になる	利用させていただく

情報モレのないように、５W１Hで明確に伝えること！！

　相手に状況を正確に把握してもらうため、その後も無駄な質問や追加の作業を減らすために大切です。

5W1H

いつ	When
どこで	Where
何を	What
なぜ	Why
どのように	How

あるある、間違い注意❶

✕	〇
了解しました	承知しました
ご苦労様です	お疲れ様です
お世話様です	お世話になっております
ご覧になられたでしょうか	ご覧いただけましたでしょうか
お越しになられる	お越しになる
おっしゃられる通りです	おっしゃる通りです
患者様をお連れしました	ご案内いたしました
とんでもございません	とんでもないことでございます
拝見させていただきます	拝見いたします

あるある、間違い注意❷

✕	〇
そうですね	さようでございます
すいません	申し訳ございません
〇〇様でございますか	〇〇様でいらっしゃいますか
〇〇様はおられますか	〇〇様はいらっしゃいますか
どちらにいたしますか	どちらがよろしいでしょうか
伺っていますか	お聞きになりましたか
ご持参ください	お持ちください
お座りください	おかけになってください
できません	いたしかねます

あるある、間違い注意❸

✕	◯
よろしかったでしょうか	よろしいでしょうか
診察券になります	診察券でございます
資料のほうをご覧ください	資料をご覧ください
一万円からお預かりします	一万円お預かりします
三千円になります	三千円でございます
ご用意いただくかたちになります	ご用意をお願いしています
ご利用できません	ご利用になれません
どうしましょうか	いかがいたしましょうか

あるある、間違い注意❹

✕	◯
こちらになります	こちらでございます
いつでもいいです	いつでも差し支えありません
これですよね	こちらでよろしいでしょうか？
これで大丈夫ですか	こちらで問題ございませんか？
ございますでしょうか？	ございますか？
させていただきます	いたします
お名前をいただく	お名前を伺う
おっしゃられました	おっしゃいました

5 伝えたいことを伝えるために

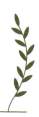

1 明確に

2 適度な情報量

3 わかりやすい言葉、シンプルに

4 5W1Hを考慮

5 具体例を織り込んで

6 事実・要望・相談を分ける

> 伝えた後に
> 何をどう話したのか
> 一度検証する
> 習慣を！！

気をつけよう！明確に5W1H

Who	誰が、誰に	人、対象
What	何を、どんなことを	内容、目的
When	いつ、いつまで	時期、時間、期間
Where	どこへ、どこで	場所、位置
Why	なぜ、何のために	目標、背景、理由
How	どのように、どうやって	方法、手順

気をつけよう！よく使われる曖昧表現

量	少し	多め	ちょっと	たくさん	結構
サイズ	小さめ	大きめ	長い	短い	高い
程度	とても	すごく	かなり	まあまあ	そこそこ
時間	しばらく	すぐに	後で	時々	相当
感じ方	やばい	よかった	だるい	暑い	寒い
示し方	あれ	これ	それ	あの人	あそこ

気をつけよう！数字を入れて具体的に

早めに来てください	○時までにお願いします
多めに作ってください	○個の準備をお願いします
少し遅れます	○分ほど遅れます
後で見てみます	○分後に見にきます
適当に帰っていいですよ	○が終わって○時までに帰ってください
時々確認してください	○分おきに確認してください

6 報連相をマスターしよう

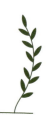

　報連相とは「報告」「連絡」「相談」のこと。医院内で生じた問題を迅速に解決に導くうえで絶対に必要なスキルです。

報告・連絡のルール

- ◆ 仕事が終わったら、指示をした人に報告をする
- ◆ 報告や連絡は、相手のタイミングに合わせる
- ◆「結論」から先に報告し、後からその理由や経過を簡潔に説明する
- ◆「意見」と「感想」は「事実」と分けて伝える

相談のルール

- ◆ 何に困っているのか、その原因が何なのかを考え、整理して相談する。
- ◆ 的確なアドバイスをもらうために、相手にわかりやすく伝える。
  - a. 現状と全体の説明をする。
  - b. 自分が目指しているところを具体的に伝える。
  - c. すでにやっていること、その結果も説明する。

院長、＿＿＿＿＿の件ですが、今報告のお時間よろしいですか？

POINT まず相手の時間を考え、許可を取ってから報告するようにしましょう。

 報告が3点あります。

POINT 複数の報告の場合は数を先に伝えて、聞いていただく器の準備をしてもらいます。

① ＿＿＿＿＿＿＿＿＿＿
② ＿＿＿＿＿＿＿＿＿＿
③ ＿＿＿＿＿＿＿＿＿＿

POINT 結果から報告し、その後、相手から質問があったことに対して答えます。

時間がない場合は、後ほど（具体的な日時）またはメモなどで報告しましょう！

図 2-2 院長からの指示を受けて報告をする場合。

NG！ダラダラ報告 院長の時間を無駄にしない

いつ
- 今なのか？
- 帰るまでなのか？
- 診療終了後か？
- 今週いっぱい？
- 月末まで？

だれに
- テクニカルスキルの件
- 労務の件
- 休みの件
- 連携の件
- 患者さんの予約の件

どのように
- 2人きりで
- スタッフルームで
- 院長室で
- 院外で
- 休みの日に
- 電話で
- メールで

優先順位を間違えると、思うような結果に繋がりません。さらに、「まだ後でいいか〜」「相手が忙しそうだから〜」「なかなか言い出せなくて〜」とタイミングを逃すと、残念な結果になるかもしれません。

図 2-3 相談内容・相手・立場によって優先順位が変わる。

7 歯科医院の顔、受付としての語彙力

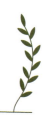

1 受付の仕事のメインは感じの良い言葉使い！

あなたの言葉使いが医院全体の信頼に影響します。「語彙力」とは言葉の知識と、それを使いこなす能力のこと。同じ意味でも、丁寧に聞こえたり、失礼に聞こえる場合もあります。

語彙力・低

あ、すみませんでした。

- 何に対して謝罪しているのでしょうか？
- そもそも謝罪しているのでしょうか？

語彙力・高

（こちらの連絡不行届きで・お約束のお時間にご案内できずに・説明不足で）申し訳ございませんでした

- 何に対しての謝罪か正しく伝わります
- 謝罪の気持ち、反省の気持ちが伝わります

図2-4 語彙力の差による「言葉の伝わり方の違い」。

- お心遣いをいただいて
- ためになるお話をいただいて
- 貴重なお時間をいただいて

＋

- 深く感謝いたします
- 心よりお礼申し上げます
- お心遣いに感謝いたします
- 誠にありがとうございます

＝

感謝の気持ちが相手に伝わる

図2-5 「ありがとうございます」も語彙力を上げると、もっと感謝の気持が相手に伝わります。

2 「相づち」と「おうむ返し」で話をしっかり聞いています！！の合図

相づちとは優しい雰囲気を作り、共感し安心して話せるように合図をすること、話をしっかり聞いています！！の合図。使いすぎると相手に不快感を与えてしまいますので、要注意。おうむ返しとは相手の言葉を繰り返すことで強調すること。「自覚」を促しつつ、聞く側の記憶にも残りやすくなります。

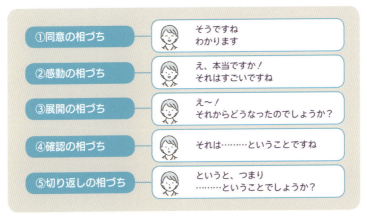

図2-6 相づちの5つのパターン。

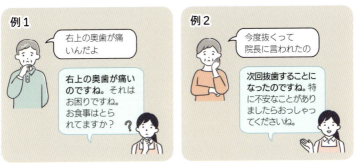

図2-7 受付での相づち＋オウム返しの例。

3 「クッション言葉」でさらに柔らかい印象を！！

「お願い」する時、「お断り」する時、「反論」する時など、ストレートに言ってしまうときつくなりがちな言葉の印象を柔らげ、相手への気遣いを伝えてくれる働きをします。クッション言葉でさらに柔らかい印象作りを！！

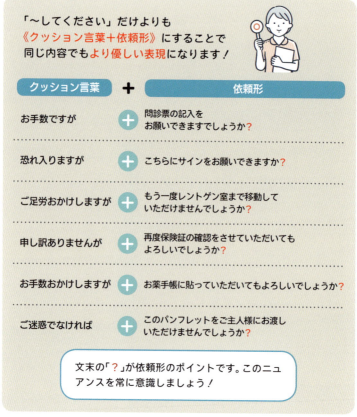

図 2-8　クッション言葉を加えた患者さんへの「お願い」例。

― Column ―
ワンポイントコラム ①

言いづらい話を伝える時は…

❖・❖

尋ねる
- 差し支えなければ、教えて下さいませんか
- 失礼ですが、どちら様でしょうか

依頼
- お手数ですが、折り返しご連絡いただけますでしょうか
- 申し訳ございませんが、こちらにお願いできませんでしょうか
- 恐れ入りますが、お伝え願えますでしょうか
- よろしければ、ご参加いただけますでしょうか
- ご都合のよい時で構いませんので、ご連絡いただけますでしょうか
- お手を煩わせますが、資料を送っていただけますでしょうか
- 重ね重ね申し訳ありませんが、もう一度お送り願えますでしょうか

断る
- 残念ですが、今回は見送らせていただきます
- あいにくですが、持ち合わせがございません
- 申し訳ございませんが、ご希望に沿いかねます
- せっかく〇〇〇していただきましたが、ご辞退申し上げます。

ワンポイントコラム ②
Column

「して下さい!」は要注意ワード

◆・◇・◆・◇・◆・◇・◆・◇・◆・◇・◆・◇・◆・◇・◆・◇・◆・◇・◆・◇・◆

◆「〜して下さい!」は要注意ワード

「〜して下さい!」は、命令口調に聞こえてしまい、相手が不快に感じる場合があります。言葉を変えて、「お願い」されているという印象を相手に与えることが大切です。

「〜していただけますか?」に変えることで、相手に判断を委ねることができます。

◆「ありません」「できません」

否定的な表現は避けましょう。

✗ 今、その歯ブラシはありません

◯ 申し訳ございません。ただ今在庫を切らしておりまして、入荷が○日になります。次回来院された時に準備しておきます。

✗ 歯科衛生士の○○さんは今、おりません

◯ あいにく○○は席を外しておりますが、戻り次第ご連絡させていただきますが……

◆柔らかい表現を心がけましょう

状況だけを伝えるのではなく、その対処法を同時に伝えると、柔らかい表現になります。

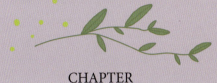

CHAPTER

3

患者さん対応

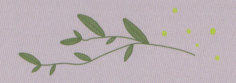

1 ホスピタリティの心

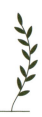

ホスピタリティとは、
- **ルールやマナーを守って周囲に合わせること**
- **相手の心の状態に合わせて自分にできる配慮のこと**

相手に心地よさや安心感をもたらし、感動的な対応として好印象をもってもらうように努めていきましょう。

> **重要**
>
> 気をつけることとして、
> ❶ 感情的にならない
> ❷ プライベートに踏み込まない
> ❸ 聞かれて嬉しい質問をする
> ❹ 「クローズドクエスチョン」(はい、またはいいえで答えられる)
> 　「オープンクエスチョン」(様々な答えがある)を使い分ける

してはいけません
NG　"感じが悪い"

無愛想、無視、無関心、無意識、無気力・無理やり、無鉄砲、イライラした態度、適当にあしらう、上から圧力をかける、天然対応。
「そんなつもりではなかった」の言い訳は通じません。

2 患者さんへのお声かけのポイント

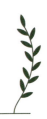

1 心を開いてもらえるパフォーマンス

- ◆ 信頼関係構築のためのコミュニケーション
- ◆ 患者さんが答えやすい質問、丁寧な心がけ、気配り
- ◆ ハキハキとした対応や美しい所作
- ◆ 患者さんの心に寄り添える接遇に努めましょう

2 患者さんへの「質問力」を磨きましょう

- ◆ 患者さんへの関心を示すことができる
- ◆ 問題解決の糸口を見つけることができる
- ◆ 患者さんの情報を得ることができる

選択話法（二者択一話法）

- 患者さんに2つの選択肢を提示
- どちらが選ばれても期待する結果が選ばれるテクニック
- 「選択してもらう」ではなく「用意した前提」を自然に受け入れてもらうこと

3 端的な質問で患者さんの症状を整理していく

- ◆ 症状が始まった時期
- ◆ 症状が現れている特定の部位
- ◆ 症状の種類
  症状が出てからの経過と不安
  他に併発している症状の確認（自覚症状がない場合）

4 具体的な事例を交えて質問する

- ◆ より詳細な情報を引き出すために、具体的な質問を投げかけていきましょう。
  「今朝は何かを食べた時に痛みを感じましたか？」
  「食後の歯磨きをした時、どこに違和感を感じましたか？」

患者さんのためにチーム医療を目指す

基本接遇（表情、挨拶、身だしなみ、言葉遣い、態度）
＋
個々の患者さんに合わせた「**コミュニケーション能力**」
患者さんの訴えを聴く「**傾聴力**」
患者さんのニーズを具体的に聴き出す「**質問力**」
医療人として必要な情報を伝え適切な「**提案力**」
患者さんの立場になって考え行動できる「**行動力**」
安全のための情報共有を徹底し、協働していく「**連携力**」

3 医療接遇

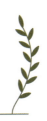

　痛みやつらさ、不安や緊張の状態にある患者さん、その家族への気配り、心遣いが必要です。
　一般的な「接遇マナー」に加えて「医療接遇」では医療安全、リスク管理をしながら患者さん一人ひとりの状態を把握した上での主体的行動が必要です。

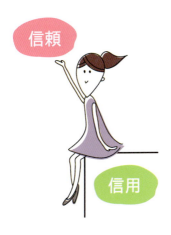

4 クレーム対応の基本

患者さんからご指摘をいただいたことに感謝！

1 クレームの種類

- ◆ 受付業務でのクレーム
- ◆ 受付業務以外でのクレーム
- ◆ 患者さんの思い込みでのクレーム

　患者さんのお話を冷静に聴くこと
※適当なことを言ったり、勝手な行動をとらないこと！
　医院のルールに従ってください

2 「言い訳」は NG &「すみません」の連発はダメ

- ◆ ○○○○に関して・・・・・
  「申し訳ありませんでした」
  「ご要望に添えずに申し訳ありません」
  「ご迷惑をおかけしましたことを、深くお詫び申し上げます」
  「誤解を与えてしまい、深くお詫びいたします」
  「この度はご迷惑をおかけして、心から申し訳なく存じます」

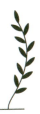

3 クレーム対応の８つの基本 【重要】

1. まずは謝罪。不快な思いをさせたことに謝罪
2. 相手の言いたいことをしっかり相槌を打ちながら聞く
3. 責任を認める（事実確認、対応策の検討）
4. 確認後の問題に対し改めて謝罪
5. 解決策、代案を提案し、納得してもらう
6. 受け入れてもらったことに感謝
7. 医院全員にシェア（反省、検討会）
8. 次回来院時の対応を全員でシュミレーション

> 患者さんの感情を
> 思いやること

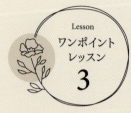

要注意！
患者さんは被害者意識を持ちやすい！

1. 待合室にいるのに、予約の時間を過ぎても知らん顔された
2. 後から来た患者さんを先に案内された
3. 治療中にしばらく放置された
4. 治療終了後に待合室に戻っても気づかれず、会計まで待たされた
5. 「少々お待ちください」と言われたまま無視された
6. 治療のことで尋ねても「確認します」と言って待たされた
7. 予約変更で電話した時に5分以上待たされた
8. 歯ブラシの種類について質問したら、適当な答えが返ってきた

5 患者さんのタイプを知ろう

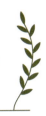

「身装心理学〜見た目のタイプで考える〜」

　人の「性格」は「習慣」でできていると言われています。服を選ぶのも「性格」で選んでいます。その「見た目」で大枠のタイプが読み取れるのでは？

　大きく４つのタイプに分けてみました（傾向があると考えてください）。

社長さんタイプ

★経営者／管理者／個人事業主
★リーダーシップ／結果重視

特長

現実的、リーダーシップをとりたがる。思ったことをストレートにはっきりと言葉にできる。誰かに指示されること、面倒なことが嫌い。味方にするとしっかり物事を進めてくれる。信頼できる人と判断すれば心を開いてくる。

会話をする時

堂々と対等に接しましょう。結論から話すこと。簡潔に、明確に。目をまっすぐ見て自信を持って話さないと、イライラさせてしまう。負けず嫌いなところがあるので優位に立たせる。指摘されるのは嫌なので注意。聞かれた時のために複数の案を準備して選んでもらう。「痛みの原因はこれです」「おすすめの治療はこれです、なぜならこういう理由からです」というように。

> そんな社長さんタイプには
>
> **意見を聞く姿勢を忘れずに**

芸能人タイプ

★発起人／主催者
★改善改革ミーハー／喜怒哀が激しい／楽観的

特長

初対面から話しやすくノリがいい。いつも楽しいことを探して、直感的。めんどくさいことや片付けは苦手。説明も長くなると聞いていない。流行や最新情報に興味津々で積極的に行動できる。直感を信じている。でも症状がなくなるとキャンセルしたり、遅刻魔だったり。

会話をする時

大きなリアクションで共感することが大切。楽しい雰囲気が好きなので暗くしないように。数字のことを理路整然と説明しないこと。あまり先のことを言われてもわからないとなってしまうので、具体的な予定を立て、その都度調整していくようにする。お互いに良好な関係になるような期待感を持ってもらう。治療終了後の素敵な笑顔の自分をイメージさせる。

そんな芸能人タイプには

ノリノリでいってみよう

マジメクンタイプ

★分析者／解析者
★好きなことに熱中／理路整然

特長

失敗することを極端に怖がる。石橋をたたくタイプ。地道な作業、寡黙にすることで安心する。理由、原因などを知りたがるため、質問が多い。興味のあることには熱い想いを持っている。マイペースな人と思われることが多い。計画的にコツコツ進めたい。

会話をする時

話の内容に根拠が必要。結果やデータを持ち帰る資料を用意しておくとよい。即決しないので最善の決断ができるよう何度も質問し、決断までに時間をかける。そのため、ゆっくり時間をかけて関係性を築いていくこと。専門性の分野を認め、賞賛すると良い関係になりやすい。

そんなマジメクンタイプには

繰り返し
事前予告が重要

おりこうさんタイプ

★支持者／後援者
★真面目／温和、気配り

特長

とにかく波風立てず「いい人」でいたいと思っている。嫌なことがあっても嫌と言えず我慢しがち。聞き上手で親しみやすい。目を見てしっかりと話を聞いてくれる。他人の役に立つことに喜びを感じる。リスクをとることは避ける。

会話をする時

しっかり聞いていますよのパフォーマンス。目を見てうなずくように。結論を急がないようにプロセスもしっかり聞いてあげる。「お任せします」と言っても裏の思いがあるので要注意。あまり押しすぎると中断につながりやすい。断り切れない性格ではあるが、損はしたくないので数字で説明。いくつか選択肢をあげつつ、やんわりと誘導。

> そんなおりこうさんタイプには
>
> 「 一緒に頑張りましょう」
> の一声

MEMO

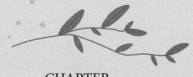

CHAPTER

4

受付業務のすべて

1 受付、待合室の環境整備

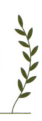

1 患者さん目線で！！

　医療機関として清潔感のない医院（受付）では信頼感や安心感の喪失に繋がってしまいます。自分自身の身だしなみを整えるのと同様に整理整頓、清掃の管理を徹底してください。自身で待合室やユニットに座って、患者さんの気持ちになり、不安になる要素がないか確認する時間を設けてください。

ホコリや汚れはないか	本棚は整理整頓されているか	雑誌が古すぎたり、書籍に破損はないか	物販コーナーがしっかり見えるか？	物販コーナーの商品が日に焼けて劣化していないか
患者さんの動線を邪魔するものはないか	傘立てに傘が乱雑に挿しっぱなしになっていないか	照明が切れていたり点滅したりしていないか	カーテンやひざ掛けはクリーニングに出さなくてもよいか	BGMの内容や音量は適切か

図 4-1　患者さん目線で確認したい待合室や受付周囲の状態。

2 整理整頓／受付前に立って見える所

郵便物は速やかに保管(「忙しいからとりあえず今だけ」には気をつけて)。

記入して活用しよう！

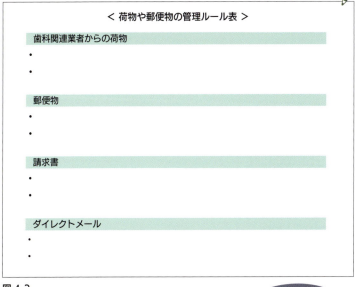

図 4-2

仕事ができる人は整理整頓でスッキリ！

してはいけません

NG 受付周りがメモや付箋でベタベタ

受付業務に不慣れな場合、注意事項を PC モニターの側面に貼ることがよくあります。その数があまりに多いと多くの情報が視野に入りすぎて、混乱の原因にもなり、さらに患者さんを余計不安にさせるきっかけになることもあります。

貼る位置に工夫して機能的な受付になれるよう工夫しましょう。

2 待合室のルール

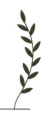

　待合室で患者さんに心地よく過ごしていただくためのルールと責任者を決めてください。

記入して活用しよう！

＜ 待合室管理ルール表 ＞

エアコンの設定

- 冬季（　月〜　月）暖房　℃設定　風量（　）風向（　）担当者（　）
- 夏季（　月〜　月）冷房　℃設定　風量（　）風向（　）担当者（　）

換気のタイミング

- 　　時、　　時、　　時
- 担当者：

子ども用おもちゃの消毒のタイミング

- 　　時、　　時、　　時
- 担当者：
- 消毒方法：

トイレ・パウダールーム清掃のタイミング

- 　　時、　　時、　　時
- 担当者：
- トイレットペーパー、ハンドソープなどの在庫確認：在庫が　　になったら購入する

購入する雑誌

- 　　　　　　　　　　　　　　　（廃棄するタイミング：　　　　）
- 　　　　　　　　　　　　　　　（廃棄するタイミング：　　　　）

BGMの内容

- 　　　　　　　　　　　　　　　（ボリューム：　　　　）
- 　　　　　　　　　　　　　　　（ボリューム：　　　　）

その他

- 植物の管理
- 外回り

図 4-3　皆さんの歯科医院で必要な項目を追加しましょう。

3 掲示物のルール

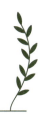

院内で話し合い、掲示物の担当者を決めてください。

してはいけません
NG

1. 長い間の放置での色褪せ、破れ、不衛生
2. 宣伝や説明ばかりで誰も見ていない
3. 文字が小さすぎて読めない
4. 期限切れ
5. 全く効果のない告知

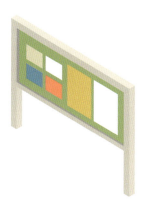

4 健康保険証／マイナンバーカードの取り扱い

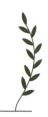

1. 保険証の受け渡しはトレーで（「保険証をお預かりします」）

2. 確認後、レセコンに入力

3. マイナンバーカードは、専用リーダーで読み込み

4. 保険証のコピー「コピーを取らせていただいてもよろしいでしょうか？」

5. 月初は必ず確認（変更がある場合は再入力）

6. 「返し忘れ」「間違って返却」のないようにルールを決めておく

<健康保険証でチェックする記載内容>
- 被保険者名
- 保険者番号
- 記号・被保険者番号
- 本人家族
- 資格取得日
- 内容変更の有無
  ➡「内容に変更はございませんか？」と口頭で確認しましょう

図 4-4

<健康保険証の返却し忘れを防止するための歯科医院のルール>

- 記載内容を確認、コピー、転記し終えたら、すぐに返却する。

- 誤返却しないように、返却時に「お名前をご確認ください」と声がけをする。

図 4-5

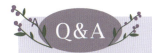

Q&A

Q 社保と国保があるそうですが、その違いを教えてください

A ▶ 社保（健康保険）は企業勤めの会社員や、条件を満たす非正規社員が加入する保険で、配偶者や三親等以内の親族も加入できます（これを扶養家族といいます）。

▶ 国保（国民健康保険）は、自営業者や年金受給者などが加入する保険です。扶養家族という概念がなく、家族全員が国保に入る必要があります。

▶ 地域によっては医療券が発行されているので確認しましょう。

Q 健康保険証の違いによる自己負担額について教えてください

A ▶ 原則3割負担ですが、未就学児は2割、70歳以上は所得により1～3割負担となります。

	一般・低所得者	現役並み所得者
75歳	1割負担	3割負担
70歳	2割負担 ※平成26年4月以降70歳になる者から	
	3割負担	
6歳（義務教育就学前）	2割負担	

厚生労働省の資料より

Q 保険証の有効期限が切れていた場合は、どう対応したらよいでしょうか？

A ▶ 保険証がない場合でも治療を行うことはできます。ただし、この場合は全額（10割負担）のお支払いをお願いします。

▶ 返金の対応に関しては、医院のルールに従って下さい

5 個人情報の取り扱いに注意

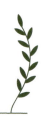

してはいけません
NG

1. 患者さんの治療内容を大きな声で話してはいけません

2. 他の患者さんに患者さんの情報を話してはいけません

3. 勝手に写真を撮ってはいけません

4. プライベートで許可なく患者さんに連絡してはいけません

5. 書類を持ち出してはいけません

6. カルテを本人以外に見せてはいけません

記入して活用しよう！

＜勤務する歯科医院の個人情報の管理方法＞

・管理者：

・保管場所：

・取り扱う際のルール：

図 4-6

6 医療券や健診のシステム

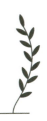

1 **「医療券」は生活保護受給者に発行されるもの**

◆ 利用できる医療機関が決まっているので要確認

◆ 地域によって変わりますので、調べた上で間違わないように一目でわかるようファイルにしておきましょう（子ども、生活保護、ひとり親家庭、心身障がい、被爆者、特定疾患が対象）。

2 **歯周病健診は市町村によって異なる**

◆ 実施時期や受診方法など要確認

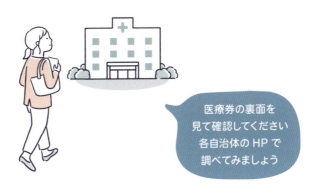

医療券の裏面を見て確認してください　各自治体のHPで調べてみましょう

7 「健康保険証」を忘れてきた患者さん対応

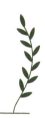

「健康保険証」に応じた自己負担金のみを領収し、差額を返金します。

◆ 患者さんへの説明トーク例

「健康保険証」をお忘れとのことですので、本日の治療費は全額自己負担になりますが、よろしいでしょうか？

後日、「健康保険証」をお持ちいただきますと、公費負担の〇割分（患者さんによって変わる）を返金いたします。

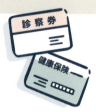

8 初診患者さんへの ワークフロー

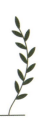

STEP 1 明るい声で挨拶して迎える

STEP 2 マイナンバーカードの読み込み、もしくは健康保険証をトレーに提出してもらう

- 健康保険証のコピーをとる際は許可を得てから行う
- マイナンバーカードリーダーの操作法の説明をする

STEP 3 診療申込書・問診票への記載をお願いする

「おかけになってご記入をお願い致します」
「わからない所がありましたら、お尋ねくださいませ」

STEP 4 カルテコンピュータ（レセコン）への入力を行う

- 「間違い」のないように落ちついて、姿勢を正し、丁寧にふるまいましょう。表情に注意

STEP 5 （診療申込書・問診票が戻ってきたら）必須記載項事項に記入漏れがないか確認する

STEP 6 お薬手帳を必要に応じて提出してもらい、コピーの許可を取る

「お薬手帳をお持ちでしょうか？」「こちらでコピーさせて頂いてもよろしいでしょうか？」ｏｒ「お預かりしてもよろしいでしょうか？」
・返却し忘れないように「お預かり」のスリップを付けておく

STEP 7 歯科医院のルールに従い「こちらの待合室でおかけになってしばらくお待ちください」と誘導する

・その際に服装や特徴をチェックして、どの椅子におかけになったかをインプットしておくとよい

STEP 8 カルテコンピュータ（レセコン）への入力、カルテ作成が済んだら、健康保険証を返却する（歯科医院のルールにならう）

「保険証でございます」
・保険証確認済、返却済のチェック欄を作っておく

STEP 9 担当医・担当歯科衛生士に引き継ぐ

・患者さん情報をどこまで確認するか、どこに記入するかのルールを決めておく。特に痛みや治療に必要な情報は、もれのないように、スタッフに伝わりやすくする工夫が必要

9 診療申込書、問診票を記入してもらう

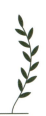

1 「診療申込書」は、個人情報や検査記録の取り扱いなどの決まり事について患者さんに同意を得るために用いる

2 「問診票」は、口腔内の不具合、全身疾患の有無、服用薬など治療を行う際に必要な健康状態を把握するためのもの
◆ なぜそれが必要なのかを理解しておくこと

3 服用薬がある場合は「お薬手帳をお持ちでしたら、お借りして該当ページをコピーしてもよろしいでしょうか?」

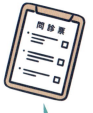

患者さんと歯科医院にとって、安全、安心を確保するために必要不可欠

必須事項に記入漏れがないかの確認が大事

10 予約時間にご案内できない場合

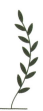

重要

1. その時間になる少し前にまず謝罪
2. そしてその時間にご案内できない理由の説明
3. 「何時までに歯科医院を出れば、次の予定に影響しないか」を確認
4. 担当スタッフに伝達
5. 約束の時間に歯科医院を出れるよう、スタッフ全員で協力する

◆ 予約の時間にご案内できない場合の謝罪トーク例

○○さん、大変申し訳ございません。前の患者さんの治療が押しているため○分にご案内することができないようです。おそらく○分位にはご案内できると思われますが、○○さん、本日次のご予定もあることでしょう。何時何分までに歯科医院を出れば間に合いますでしょうか？
　申し訳ありません。その時間には医院を出られるよう、他スタッフに協力して対応するよう申し伝えます。ご協力に感謝いたします。

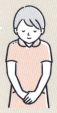

11 紹介患者さんへの対応

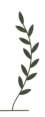

　紹介者同士の関係性はわからないので、お互いの口腔内の状況や治療の進行具合、治療費や患者さんとの会話内容は、「個人情報」になるため、聞かれたとしても上手に逸らしていきましょう。

1 来院のお礼

2 どの患者さんからの紹介か、どのような関係かの確認

3 スタッフへ共有

4 紹介者のサブカルテに記入

5 後日、紹介者の来院時には、お礼を忘れない（他スタッフも）

してはいけません
NG 知り合いの患者さんとのこんな会話

「〇〇さん、インプラントにするそうですよ」
「〇〇さん、いつも歯磨きを忘れてこられるんです」
「〇〇さん、今度仕事で〇〇に行かれるそうで、治療急いでます」
「〇〇さん、〇日にハワイに行かれたそうで、おみやげに〇〇をいただきました」
「〇〇さん、結局、保険治療になりました」

12 再初診や定期健診患者さんが来院したら

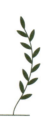

STEP 1 明るい声で挨拶して迎える

- どのようなお声かけをするかは、患者さんによっても異なるため、前日までに決めておくとよい

STEP 2 マイナンバーカードの読み込み、もしくは健康保険証をトレーに提出してもらう

- 健康保険証のコピーをとる際は許可を得てから行う
- マイナンバーカードリーダーの操作法の説明をする
  （お薬手帳の提出を依頼する）

STEP 3 住所や電話番号など連絡先に変更がないか確認する

「おかけになってご記入をお願い致します」
「わからないことがありましたら、お尋ねくださいませ」

STEP 4 前回来院からの口腔内、体調、生活の変化について確認し、問診票に記入していただく（歯科医院のルールにならう）

- 全身疾患がある、服用薬がある患者さんには、現在の状況を確認し、必要に応じてお薬手帳の提出・コピーの許可をとる

STEP 5 医院のルールに従い「こちらの待合室でおかけになってしばらくお待ちください」と誘導する

- 患者さんとの距離感を大切に
- あまり踏み込んだ質問は、失礼にあたるため、無神経に話を盛り上げない
- 久しぶりに来院した患者さんとの会話ははずむものですが、待合室に他の患者さんがいる場合には会話の内容にも気を使うこと

STEP 6 （連絡先などに変更点がある場合は）カルテを修正し、健康保険証を返却する（歯科医院のルールにならう）

STEP 7 担当医・担当歯科衛生士に引き継ぐ

- 患者さんの情報は治療に大きく影響しますので、正確に引き継ぐように
- ユニットに座った時に歯科衛生士や担当医が同じ質問をすることがないように！

CHAPTER 4　　まとめ

患者さん来院時の受付業務チェックリスト

勤務する歯科医院でのルールを追加して業務内容の確認や整理にご活用ください。

✓	患者さん来院時の基本ルール
☐	マイナンバーカード、健康保険証の重要性を理解している
☐	健康保険証で確認すべきところを理解している
☐	歯科医院での個人情報の取扱いルールを熟知・実践している
☐	「医療券」や自治体の健診のシステムを理解し対応できる
☐	マイナンバーカードや健康保険証を忘れてきた患者さんへの対応ができる
☐	診療申込書や問診票に記入してもらうことができる
☐	予約時間にご案内できない患者さんに謝罪と理由の説明ができる

✓	受付対応時のルール
☐	健康保険証の受け渡しをトレーで行っている
☐	マイナンバーカードリーダーの取扱い方法を説明できる
☐	診療申込書、問診票の記入漏れがないか確認している
☐	健康保険証やお薬手帳などは許可をとってからコピーしている
☐	カルテコンピュータ（レセコン）に必要な情報を入力できる
☐	雨が降った際のタオルの貸し出し等
☐	診療内容によってご案内の順番が前後する場合があることを周知している
☐	患者さんの名前と顔、特徴を覚えている

✓	シミュレーションしておきましょう
☐	30分以上待たせた場合
☐	患者さんが怒って帰られた場合
☐	患者さんが具合が悪い場合
☐	患者さん同士が言い合いになった場合
☐	身体が不自由な方対応（車椅子、松葉杖、杖）

13 診療を終えた患者さんへの対応

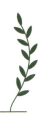

　まずは「お疲れ様でした」と心からねぎらいの気持ちを伝えましょう。その後、診療室から戻ってきた患者さんの表情と「一言チェック」。

1 「ホッ」としている

2 痛みが続いている

3 さらに不安になっている

　「あ〜、痛かった」「今日は長かった」「院長先生から〇〇って言われた」「寒かった〜」「あっという間だった」「気持ち良かった〜」「スッキリした！！」
　診療室ではなかなか言えないことを吐き出してもらいましょう。信頼関係があれば、本音を言ってくれるはず。患者さんの心の声を聴いて治療に活かしていきましょう。
　共感力をつけ、どのようなお声かけ、リアクションをすればよいかをシミュレーションしておきましょう。

14 本日の治療説明

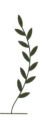

「本日は○○の治療を行いましたので、○○円でございます」

1 保険治療なのか、自費治療なのか

2 待合室に他の患者さんがいる場合は、声の大きさに注意
　◆ 金額をメモにしたり、電卓で提示する場合もある

患者さんの表情チェック！

　納得しているのか、していないのか、不思議そうにしているのか、不満そうにしているのか？しっかり理解していただけるよう、説明してください。治療に関して不安をお持ちの場合は、担当の歯科医師、歯科衛生士に確認にいってください。不安、不満を持ったまま患者さんが帰ることのないように。

15 会計について

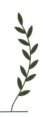

　患者さんの大切なお金を扱うことは、受付の人間性にも関わってくるので要注意。

　現金やカードを受け取るトレーと、お釣り、領収書、診療明細書を渡すトレーの２つを準備します。

1 現金を受け取る場合、患者さんの顔を見て、目の前でお札や小銭を数え、金額を言葉に出して確認すること

2 お釣りはトレーに、現金がいくらあるのか一目でわかるようにお札を少しずらして、その上に小銭をわかりやすく並べて言葉にして渡す

3 受け取った現金はトレーに入れたままにし、会計が全て終わった後にレジに入金する
◆ 勘違いのないように

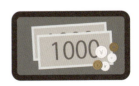

16 キャッシュレス決済

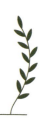

治療費の支払いについて、何が使用できるのか把握します。

＜ 使用できる決済方法 ＞　　　　　　　　記入して活用しょう！

決済名	使用機器	制限事項

表 4-1

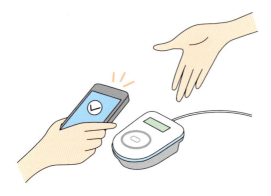

17 医療費控除、高額療養制度、限定額適用認定証

　自由診療（自費治療）にて治療を受けた患者さんから以下の説明を求められることがあります。

医療費控除	▶1月1日から12月31日までの間に自己または自己と生計をともにする配偶者やその他の親族のために医療費を支払った場合、その支払った医療費が一定額を超える時は、その医療費の額に応じて所得控除（最高200万円）を受けることができます。 ▶患者さん（もしくは生計をともにする配偶者や親族）が確定申告をすることで申請できます。
高額療養費制度	▶医療費の家計負担が重くならないよう、医療機関や薬局の窓口で支払う医療費が1ヵ月（1日から末日まで）で上限額を超えた場合、その超えた額を国が支給する保険給付制度のことです。 ▶申請後に払い戻しがなされるため、最初の支払いは高額な金額になります。 ▶上限額は年齢や所得によって異なります。 ▶同じ公的医療保険（社保や国保など）に加入していれば、1ヵ月単位の世帯合計で申請・受給することができます。 ▶過去12ヵ月以内に3回以上、上限額に達した場合は4回目から「多数回」該当となり、上限額が下がり、負担を軽減することができます。 ▶公的医療保険に高額療養費の支給申請を提出することで支給を受けることができます。 ▶加入されている医療保険によっては自動的に案内が届いたり、口座に高額療養費を振り込まれたりするところもあります。
限度額適用認定証	▶「限度額適用認定証」と健康保険証をあわせて医療機関の窓口に提示することで、1ヵ月（1日から末日まで）の窓口支払額が自己負担限度額までになります。 ▶あらかじめ公的医療保険（社保や国保など）に申請して入手しておく必要があります。

表4-2　自由診療時に受けることができる控除や制度。

18 会計のワークフロー

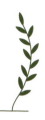

STEP 1 カルテを受け取り、カルテコンピュータに入力して合計金額を出す

STEP 2 患者さんに今日の治療内容を伝え、治療費の合計金額を伝える

STEP 3 患者さんに支払い方法を確認する

- 現金やクレジットカードを受け取る際は受け取り用のトレーで受け取る
- キャッシュレス決済端末の準備を行う

STEP 4 患者さんの希望する決済方法で精算する

STEP 5 お釣り（クレジットカード）を手渡し用のトレーにて渡す

STEP 6 領収書・診療明細書・カード明細書の名前に間違いがないかを確認した上で手渡す

STEP 7 次回の予約をする

☞ P.89、CHAPTER5へ

19 会計時の注意事項

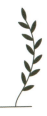

　お金のことは後で揉める場合が多くあるので、トラブル防止のための簡単なルールを作っておきましょう。

1　患者さんからお釣りが違うと言われた場合

2　クレジット決済で間違った場合

3　集計で過不足があった場合

4　未収金

　認知症の患者さん対応も院内で話し合っておきましょう。トラブルが増えています。

してはいけません
NG　会計時の禁止事項

- お金を揃えずに渡す
- トレイ（カルトン）を使わず、小銭をそのまま手渡しする
- 金額を言わずに、お金だけ渡す
- 電話で話しながら、片手で会計する
- トレイ（カルトン）にお金を残したまま、他の作業をする
- トレイ（カルトン）にお金を残したまま、その場を離れる
- レジを開けたまま、離れる

20 会計時の会話例

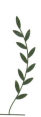

●●さん、お疲れさまでした。本日は右上の奥歯に、前回型取りしました被せ物を装着いたしました。かみ合わせに不具合はございませんか？

はい、大丈夫だと思います。

何か気になるところがありましたら、気兼ねなくご連絡ください。それでは本日のお会計でございますが、完成した被せ物を右上の奥歯に装着しましたので、○○○○○円でございます。お支払いは、現金、キャッシュレス決済、いかがいたしますか？

クレジットカードでお願いします。

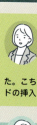
かしこまりました。ただいま準備いたしますのでしばらくお待ち下さい。
お待たせいたしました。こちらにタッチもしくはカードの挿入をお願いします。

(タッチ…)

はい、ありがとうございました。確認が取れました。
ただいま領収書と診療明細書、カードの明細書をご用意します。

はい。

お待たせいたしました。領収書と診療明細書、カードの明細書でございます。お名前のご確認をお願いします。

はい、大丈夫です。

21 次回の予約

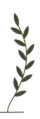

- *1* 予約とは 「治療の予約」で「席の予約」ではない

- *2* 治療計画とその進捗具合に従って診療時間が決まる

- *3* 担当医のスケジュールの考慮

- *4* 技工物の準備

など、「患者さんの都合」だけでは決められない。

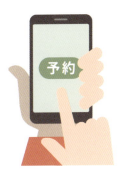

22 次回予約の取り方フロー

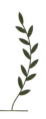

STEP 1 担当医や担当歯科衛生士から次回行う治療内容を確認する

☞ P.92へ

STEP 2 患者さんに今日の治療内容と、次回予定されている治療内容を説明する

☞ P.93へ

STEP 3 診療申込書に記載された「希望」や「これまでの予約時間」、スタッフのシフトを踏まえて、候補日時を複数提案する

☞ P.94へ

STEP 4 次回予約日時を決定する

STEP 5 診察券に記入して返却する（予約票などを手渡す場合もあり）

STEP 6 予約変更希望・キャンセル希望の場合の連絡について説明する

☞ P.95へ

STEP 7 当日までの注意事項や持ち物（健康保険証や歯ブラシなど）について説明する

STEP 8 次回の来院をお待ちしている旨の挨拶をして見送る

23 次回予約の取り方チェック表

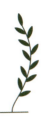

予約時のチェック事項
☐ 全身疾患を考慮して予約を取っている
☐ 遅刻の多い患者さんに対しての対策を取っている
☐ 駐車台数を考えて重ならないよう、予約を取っている
☐ キャンセルの場合は、できるだけ早めの連絡をお願いしている
☐ 無断キャンセルの多い患者さんへの対策を取っている
☐ 通院時間を把握した「キャンセル待ちリスト」を作成している
☐ 医院のルールに則り、予約前連絡を励行している
☐ 診察券を忘れた患者さんには、メモに書いて渡している

表 4-3

< 医院のルールを決めましょう >　　記入して活用しよう！

「後で電話する」と言われた →

「来月しか来れない」と言われた →

「仕事が忙しいのでいつこれるかわからない」 →

「今日の歯科衛生士さんではない人でお願いしたい」 →

「歯科医師を変えてほしい」 →

24 担当との「次回の治療内容」の情報共有

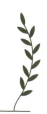

1 担当歯科医師、歯科衛生士に次回の治療内容を確認

2 予約時間内で滞りなく治療が行えるか確認
　◆ 少し押すかも、早く終わるかも

3 必要な情報を明確にサブカルテに記載依頼

4 今どの段階で、あと何回くらいの通院なのか
　◆ 治療継続のモチベーション維持のサポート

5 次回の治療に持参してほしい物（歯ブラシ等）または、自宅で気をつけていてほしいこと、やってほしいこと

25 次回予定されている治療内容の説明

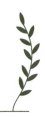

1 歯科医師から説明されている治療計画のうち、現在どの段階なのか

2 あと何回くらいの通院なのか
　◆ 治療継続のモチベーション維持のサポート

3 次回の治療に持参してほしい物
　◆ 歯ブラシ等

4 自宅で気をつけていてほしいこと、やってほしいこと

5 治療によって高額になる場合は、前もって想定総額を伝えておく

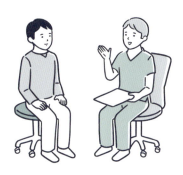

26 患者さんの希望を尋ねる

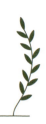

1 問診票に「予約に関しての希望」を記入→できるだけ第一希望に

2 仕事や家庭の事情を踏まえた上でいくつかの希望日時を聞く

↓　　　↓　　　↓

> **重要** 患者さんの都合も大事ですが、治療の効率と医院のその日の状況を考えながらすり合わせをして効率よくとりましょう

3 歯科医師、歯科衛生士のシフトを把握

4 パートや非常勤にも合わせやすいようにマークや色分けをしておく

5 予約希望時の前後、横の予約を確認すること
　◆ 予約は患者さん個人の問題だけでなく、医院全体の流れを見ていれることが重要です。

27 予約変更、キャンセル時の約束

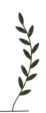

「予約変更の際は〇日前までに連絡をいただきたいのですが、ご協力をお願いできますか?」

これまでに遅刻や無断キャンセルが多い患者さんの場合には、
「前日にこちらからご連絡させていただきますが、お電話、メール、ラインのどちらがご都合よろしいでしょうか?」

質問形式にする理由は、患者さんの言葉ではっきりと言ってもらうことで、患者さん自身に自覚を持っていただきたいからです。

> 重要事項なので、口頭のみではなく、書面にてお渡しするのもいいでしょう

> 医院でキャンセルポリシーを決め、初診時にキャンセルのお願いと「約束」をしておくといいですね。キャンセルポリシーを受付に貼っておくのも効果的

28 キャンセルされたら？

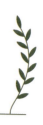

1 準備していたことが無駄になる

2 その間の歯科医師、スタッフの手が空く

3 予約できなかった他の患者さんの治療ができた

4 売り上げがなくなった

「キャンセルポリシー」を作成しましょう

予約は約束です。守ってもらえるようにしっかり約束をしてください

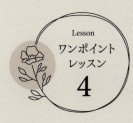

治療が中断になる理由は？

例えば、

1. 治療が痛かった
2. 思うようにしてもらえなかった
3. 治療費が高い
4. 説明がよくわからなかった
5. 思うように予約が取れない
6. 院長が怖い、スタッフの感じが悪い

タイミングを見て、連絡をとっていきましょう

29 窓口での次回予約の取り方会話例

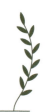

歯科医院側の提案で予約が決定した場合の例

●●さん、今日は右上の奥歯に新しい被せ物を装着しましたが、次回からは左上の奥歯の治療が始まります。
右上の奥歯の時と同じように○回ほど治療に時間がかかります。

↓

はい、わかりました。

↓

次回の日時でございますが……金曜日夕方がご都合がよろしいとのことですので、○月◎日金曜日17時から、または△日金曜日16時30分から、ご都合いかがでしょうか。

↓

△日16時30分からお願いします。

↓

かしこまりました。△日16時30分でご予約承りました。では診察券に記載しておきますね。
はい、診察券をご返却いたします。

↓

ありがとうございます。

↓

もし日時のご変更やキャンセルをご希望でしたら、○日前までにご連絡をお願いします。変更になりますと少し先の予約になってしまいますので、ご注意ください。

↓

はい、わかりました。

↓

次回は月が変わりますので、健康保険証をご持参ください。
それでは○月△日金曜日16時30分にお待ちしております。お大事にどうぞ。

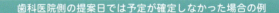

歯科医院側の提案日では予定が確定しなかった場合の例

一連の説明が終わってから…

次回の予約でございますが、〇月◎日金曜日17時から、または△日金曜日16時30分から、ご都合いかがでしょうか。

どちらも仕事が入っていまして……△日水曜日17時などは難しいでしょうか。

申し訳ございません。あいにく△日水曜日17時は院長に手術が入っております。夕方の時間帯でしたら、例えば☆日17時、少し先になりますが※、■日17時はご都合いかがでしょうか。

※先になっても治療に影響しないのか、確認しておきましょう

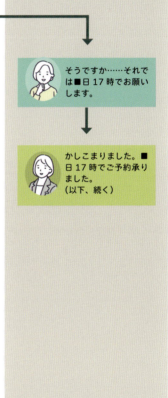

そうですか……それでは■日17時でお願いします。

かしこまりました。■日17時でご予約承りました。
（以下、続く）

30 患者さんに伝える注意事項

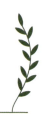

　診療室で説明されたとしても患者さんによっては緊張して理解できていない場合や、忘れてしまっている場合もあるので再度受付で説明をするとよいでしょう。

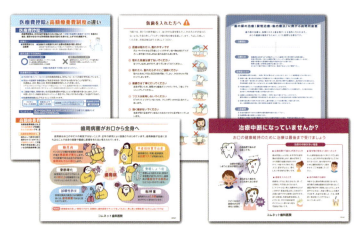

図 4-7　患者さんへの注意事項をまとめた資料の一例（株式会社コムネット提供）。

31 薬に関して

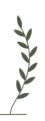

1 歯科医師の指示のもと、抜歯後（痛み止め）や抗生物質（抗菌薬）を処方することがある
　◆ なぜ、その薬が必要なのかを理解しておく

2 薬を医院で渡す場合（院内処方）と、処方箋のみを交付する場合（院外処方）がある

3 各医院のカルテコンピュータの説明書を確認すること

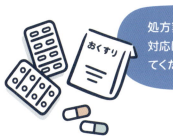

処方箋を渡し忘れた場合の対応は、医院のルールに従ってください

32 処方箋交付時のワークフロー

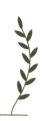

STEP 1
担当歯科医師・歯科衛生士からカルテを受け取り、カルテコンピュータを確認して、今日の治療内容と処方箋の有無を確認する

STEP 2
薬または処方箋の準備を行う

STEP 3
患者さんに今日行った治療内容に関係する注意点を説明する

STEP 4
薬または処方箋を手渡し、注意事項を説明する

33 薬の服用の仕方

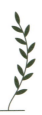

① 名前を確認する
薬や処方箋を患者さんに渡す際は、他の患者さんのものではないかを確認した上で手渡しましょう。

② 薬の飲み方、飲むタイミングについて説明する
処方する薬は、その目的・薬の種類によって服用のしかたやタイミングが決まっています。歯科医師の指示のもと、患者さんに説明しましょう（図4-7）。

重要

③ 処方箋の使用期間（有効期限）について説明する
処方箋は、交付した日を含めて4日以内に薬局にて薬を処方してもらわなければなりません。患者さんに処方箋を渡す際は、
- 4日を過ぎるとその処方箋は無効になり、再度来院する必要があること
- 再発行時は、再診料や処方箋料などの費用が発生すること
- 長期休暇などにより延長が必要な場合は、歯科医院に申し出ることで延長した処方箋を発行できること

を伝えます。

【服用するタイミング】
薬によって服用するタイミング（食前・食間・食後）が決まっています。

【頓服（とんぷく）薬の説明】
頓服薬は「症状が現れた時に服用してよい薬」です。ただし「1日○回まで」「○時間間隔をあけて」など条件があります。

【服用のしかたの説明】
薬によっては、水で飲み込むものや、口腔粘膜（歯ぐきや頬の内側など）に貼り付けたり塗布するものがあります。

図4-8　薬の服用のしかたについての説明事項。

34 薬を受け取れる薬局の紹介

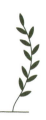

1 処方箋には使用期限（有効期限）がある（要注意！）

2 週末や休前日の受診の場合、薬局の定休日と重なる場合がある

3 日曜や祝日に営業している薬局の把握、紹介

4 近隣の薬局の詳しい場所、営業時間などの把握

5 薬局によっては受け取る時間で負担金が変わる場合もある

> 特定の薬局を指定しないように！
> 患者さんの都合のよい薬局で！

< 近隣の薬局リスト例 >　　　　　　　　　　　　記入して活用しよう！

薬局名	場所	営業日・営業時間	処方箋の有無 （ジェネリック医薬品の取り扱い）

表 4-4

35 薬や処方箋を渡す際の会話例

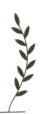

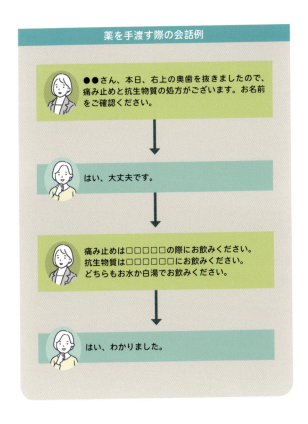

薬を手渡す際の会話例

●●さん、本日、右上の奥歯を抜きましたので、痛み止めと抗生物質の処方がございます。お名前をご確認ください。

↓

はい、大丈夫です。

↓

痛み止めは□□□□□□の際にお飲みください。抗生物質は□□□□□□にお飲みください。どちらもお水か白湯でお飲みください。

↓

はい、わかりました。

薬や処方箋を渡す際の会話例

●●さん、本日、右上の奥歯を抜きましたので、痛み止めと抗生物質の処方箋がございます。
お名前をご確認ください。

↓

はい、大丈夫です。

↓

痛み止めは□□□□□の際にお飲みください。抗生物質は□□□□□□にお飲みください。
どちらもお水か白湯でお飲みください。

↓

はい、わかりました。

↓

処方箋には有効期限がありまして、本日を含めて4日以内に薬局にて薬を処方していただく必要があります。
4日を過ぎますとこの処方箋は使えなくなり、再発行時には再診料や処方箋料などの費用が発生します。
明日から連休が始まりますが、薬局に行けないなどはございませんでしょうか？
歯科医師に相談して期間を延長することもできます。

↓

あ、そうですね。
どうしようかな…。

↓

駅南口の右側にある○○薬局でしたら、今日は◎時まで営業していますし、休日も営業しています。
ただし、平日19時以降と日祝日は（3割自己負担の患者さんの場合）120円程度、（1割自己負担の患者さんの場合）40円程度、「夜間・休日等加算」によりお支払い負担額が増えてしまいます。

↓

いまから向かえば間に合いそうですね。
ありがとうございます。行ってみます。

CHAPTER 4　まとめ

治療終了後の窓口業務チェックリスト

必須項目をチェック＆追加して、ミスやトラブル防止にご活用ください。

✓	治療後の注意事項と処方箋の交付
☐	治療内容に応じた注意事項を伝えることができる
☐	歯科医師の指示にしたがって処方箋を交付することができる
☐	薬の処方時や処方箋交付時に患者さんの名前を確認している
☐	処方する薬の正しい飲み方を説明している たとえば「痛みがひどい場合でも必ず〇時間をあけたほうがよいのか」「自宅にある市販薬（痛み止め）も飲んでもいいのか」など、患者さんからの質問にきちんと答えられるようにしておきましょう。
☐	処方箋交付時に使用期間（有効期限）について説明している
☐	処方箋の使用期間が切れた場合のデメリットを説明している
☐	近隣の薬局について、場所、営業日、営業時間を説明できる
☐	紹介する薬局の夜間・休日等加算について説明できる

✓	会計業務
☐	会計時にその日行った治療内容を説明している
☐	トレーを介して現金やクレジットカードの受け渡しを行っている
☐	歯科医院で使用できるキャッシュレス決済方法を把握している
☐	キャッシュレス決済機器の操作を滞りなく行うことができる
☐	医療費控除について説明ができる
☐	高額療養費制度について説明ができる
☐	限度額適用認定証について説明ができる
☐	会計時の禁止事項を理解している
☐	保険証なしで全額いただいた方へ返金作業ができる

✓	窓口での次回予約対応
☐	担当歯科医師・歯科衛生士と「次回の治療内容」について情報共有し、次回予約に必要な時間を設定している
☐	患者さんに「次回予定されている治療内容」を説明することができる
☐	次回の治療時に必要な持参物について説明することができる
☐	次回の治療時の大まかな治療費について説明することができる
☐	患者さんの希望や予約の傾向を踏まえて予約日時を選択することができる
☐	スタッフのシフトを把握している
☐	予約変更やキャンセル時の約束事、連絡方法を伝えている

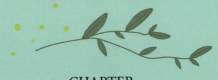

CHAPTER

5

電話対応

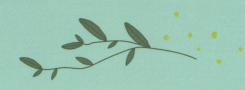

1 電話を受ける時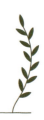

「医院の代表」としての心がまえは、

1 姿勢を正し、笑顔で話す

2 正確、迅速、簡潔に

> 電話をかけて いただいたことに まず感謝！

3 声に気持ちを込めて

> 表情が 見えないからこそ 声が重要

4 メモをとり、復唱する

> 優しい、思いやりのある声、 信頼できそうな声で

2　電話をかけてくる人たち

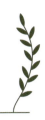

　どんな相手でも受付は**「歯科医院の代表」であることを忘れないようにしましょう。**

　受付業務をしながら、待合室の患者さんへの対応もしつつ、電話対応をすることになります。

　どんなに忙しくても、こちらの都合は相手には全く関係ありません。電話で「患者さんの都合」と「医院の都合」をすり合わせながら「予約」を取る際は冷静に、かつスムーズに決めていくことが必要です。

患者さん

目的
主に予約関係の電話

- 初診患者さんの予約電話（はじめて電話をかけてきた患者さん）
- 再初診患者さんの予約電話（すでに来院経験のある患者さん）
- 通院中患者さんからのキャンセルや予約変更の相談
- 急患からの受診相談電話（痛みがあり困っている患者さん）
- セカンドオピニオンを求める患者さんからの予約電話（歯科治療について相談をしたい患者さん）

院長やスタッフの知り合い

目的
主に勉強会や歯科医院外での仕事に関しての連絡

- 歯科医師会、歯科衛生士会、歯科技工士会からの連絡
- 院長の卒業大学の同窓会からの連絡
- 学会や勉強会（スタディグループ）からの連絡
- 歯科関係者以外の友人からの連絡
- 院長の関係者からの連絡　　　　など

歯科関連業者

目的
主に歯科材料の補充や購入、補綴装置（被せ物や入れ歯など）の納品などの連絡

- メーカーやディーラーからの注文確認、来院アポイントの相談など
- 歯科技工所から院長への確認電話、納品アポイントの相談

　　　　など

その他

- 院長やスタッフの家族からの連絡
- セールス電話
- 自治体、管理会社、宅配業者、電気、ガスの業者、面接希望者

Column
ワンポイントコラム ③

目の前に患者さんがいらっしゃることを忘れずに!

◆・◇・◆・◇・◆・◇・◆・◇・◆・◇・◆・◇・◆・◇・◆・◇・◆・◇・◆・◇・◆

◆ 患者さんから見られている

→表情でわかる
- 困っている　・悩んでいる　・イラついている

→態度でわかる
- 肩に受話器を挟んで他の仕事をしている
- 肘をついている　・足を組んでいる

◆ 患者さんから聞かれている

- 電話の相手にイラついているよう
- 常連の患者さんに馴れ馴れしい
- 適当にあしらっている　・上から言い聞かせてくる
- 厳しい言葉使いで相手がかわいそう

◆ 感じの悪い電話対応例

- 無表情ととられがちな棒読み的な話し方
- 声が低く、暗い
- 声が高く、チャラい
- 早口で何を言っているのかわからない
- ゆっくりすぎて待てない
- 痛いと言っているのに、共感してくれない
- 事務的で機械と話しているみたい
- 明るすぎて高校生みたい
- 上からお母さんみたいに畳みかけてくる
- サクサクしすぎて、親身になってくれない

3 電話対応の基本

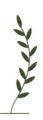

患者さんの目的達成のお手伝いです。電話が終わったら振り返ってみましょう。対応後、もっと良い言い方はなかったのか、もっと違う言葉があったのではないかを検証していくことが大事です。

1 思いやりのある声で対応できたか

2 安心感を与えられたか

3 信頼してもらえたかどうか

「きちんと対応してくれてよかった」と患者さんが感じてくれるように…

1 お電話をいただいたことに感謝する

相手のお名前を復唱して元気に挨拶する。

2 短い時間で相手の目的を聴き取る

オウム返しのテクニックを用いて、相手の目的をしっかり受け止める。

3 要望に簡潔に答える

まずは相手の要望に答えることから、その後にできない理由を伝える（例：予約が取れるのか取れないのか）。

4 代案を出す

相手の希望を確認して、いくつかの代案（予約可能日など）を提示できるとベター！

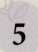

5 記録する（報告、共有する）

電話が鳴ったら、ペンとメモを手元にさっと引き寄せる習慣を持つ。メモのフォーマットを作り、後から確認できるように保管しておくとよい。

6 「お待ちしています」の期待を込めて感謝する

予約の電話を受けた時は、いたわりの気持ちを込めながら「お待ちしています」と伝える。

図 5-1 電話対応業務における6つの基本姿勢。

4 電話対応：7つのルール

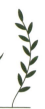

1 医院のルール

◆ 必ず歯科医院の電話対応の基本ルールを確認して先輩の許可が出てから電話に出るようにしてください。勝手に「あなたなりのルール」に変えてはいけません。

2 表情に注意

◆ 電話の相手に顔が見えなくても「笑顔」で。その表情は待合室にいる他の患者さんから見られています。電話を受ける前に一呼吸おいて対応しましょう。受付のデスクに鏡を置いて、「見られている意識」を忘れずに！！
自身の顔を見ながら電話対応してみましょう。こちらの事情は電話をしてきた患者さんには関係ありません。

当院の電話対応のルール

- 電話は [　　　] コール以内に出る

●診療時間外の電話対応のルール

●患者さんの個人情報を保護するためのルール

●院長が治療中の場合の対応のルール

図 5-2

3 声に注意

◆ 基本的に相手に共感すること。声には5つの種類があります。
　　1. 大きさ（音量）
　　2. 高さ（音程）
　　3. 速さ（速度）
　　4. 間（感覚）
　　5. 色（輝き）

5つをコントロールして「素敵な歯科医院受付」を演じていきましょう。

4 復唱確認

◆ 必ず相手の名前、要件を復唱してください。→ 習慣にすること！！名前を間違えると大変なことになります。
- わかりにくい場合は「〇〇〇〇さん（フルネーム）でいらっしゃいますね」と再確認を
- 同姓同名の場合は、生年月日を確認

※同姓同名の患者さんの同日の予約は避けてください。もし入った場合は朝礼で共有し、担当を決めてミスのないように。

※歯科医院によって、個人情報保護の観点から名前を呼ばない所もあるので、医院のルールに従いましょう。

痛みがあるので診てほしいと電話。でも今日は予約でいっぱい！な時

メリハリレベル		ポイント
大きさ	少し小さめ	申し訳なさそうに落ち着いて対応する
高さ	少し低め	痛みがある人にとって高い声は不快なので要注意！
速さ	少し遅め	できるだけ診て差し上げたい気持ちを表現する
間	急ぎめ	痛みがある人にはのんびり対応は避ける
色	優しい感じ	あまりプロ感を出さず、共感を重視して寄り添う感じに

 予約を取りたいのに、患者さんの希望日に合わず少々ご立腹！な時

メリハリレベル		ポイント
大きさ	小さめ	他の患者さんへの影響も考えて静かに対応する
高さ	低め	謝罪は低めのトーンで、早めにご案内できる時間を伝える
速さ	ゆっくり	相手の焦った気持ちを落ち着かせるようにゆっくりと
間	多め	お怒りモードを落ち着かせるために間を持って
色	落ち着いた感じ	謝罪＆優しい雰囲気で一生懸命の対応をする

 初めての電話。かなり痛みがあり、大変そう…な時

メリハリレベル		ポイント
大きさ	少し小さめ	耳障りにならないように気を遣いながら簡潔に
高さ	低め	痛みがある人にとって高い声は不快なので要注意！
速さ	速め	共感しながら、少し語尾を伸ばすと効果的
間	一呼吸	相手の様子を伺い、「心配している」ことを示す
色	柔らかい感じ	患者さんに共感しながら対応する

 電動歯ブラシに興味があるので教えてほしい

メリハリレベル		ポイント
大きさ	少し大きめ	興味を持ってもらえ嬉しい様子を表現する
高さ	少し高め	ハキハキとわかりやすい説明をする
速さ	少し速め	相手のペースに合わせる
間	確認の間をとる	説明を理解しているか、相槌の有無を確認する
色	爽やかな感じ	電動歯ブラシを使った時のイメージを伝える

図5-3 シチュエーション別・電話対応のメリハリ。

5 共有のためのメモ

◆ 他のスタッフとの情報共有は、重要な仕事です。特に初診の患者さんからの電話は、どんな症状なのかを確実に伝えなければいけません。伝えるべきことを順を追って簡潔にメモしてください。

6 待たせる場合

◆ 30秒以上保留しなければならない場合は、折り返しすることを伝え、一旦電話を切ることもできます。

　理由　その1：待たせてると思うと焦ってしまう
　　　　その2：保留の間電話を受けれない

> 折り返す場合は
> 名前、電話番号、用件、折り返しの時間など確認しメモする

電話対応メモの例

　　月　　日　　時　　分受け（対応者：　　　　　　　）

発信者：　　　　　　　　　様（電話番号：　　－　　－　　）

宛先：

用件：　□ 初診予約（主訴：　　　　　　　　　　　　　　）
　　　　□ 再診予約（主訴：　　　　　　　　　　　　　　）
　　　　　予約日　月　　日　　時　　分より
　　　　□ 予約変更（　　　　　　　　　　　　　　　　　）
　　　　□ その他（　　　　　　　　　　　　　　　　　　）

来院日：□　　月　　日　　時　　分より　　□ 未定

申し送り事項：□ 要折返し（　　日　　時　　分ごろ希望）
　　　　　　　□ 先方より再電話予定（　　日　　時　　分ごろ）

□ 対応済み

> そのまま担当者に渡しても正しく意図が伝わるように、情報を整理して記録しましょう

図 5-4

7　最後の挨拶

◆ 主要な用件が終わったかの最終確認をする。次の仕事が溜まっているからと慌てることなく、最後まで丁寧な対応すること。医院のルールでは「受付の〇〇が承りました」と名乗る場合もある。

> 相手が電話を切ってから、優しく切ること

> その仕草を待合室にいる患者さんは見ています！

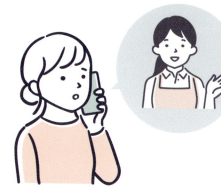

電話対応でよく使うクッション言葉	
お願いする	お手数をおかけいたしますが・恐れ入りますが・ご面倒ではございますが・お忙しいところ申し訳ありませんが
お断りする	あいにく・せっかくですが・申し訳ありませんが・残念ながら申し上げにくいことではございますが・ご意向にそえず
尋ねる	失礼ですが・差し支えなければ・お伺いしたいことがあるのですが・大変不躾ではございますが
提案する	もしよろしければ・差し支えなければ
お詫びする	恐れ入りますが・申し訳ございませんが・大変心苦しいのですが
理解を示す	おっしゃることはわかりますが・重々承知をしておりますが・おっしゃるとおりではございますが
反論する	お言葉を返すようですが・ですぎたことを申しますが・差し出がましいようですが

あるある、間違い注意	
「もしもし」はNG	「お電話ありがとうございます」
「お名前を頂戴〜」	「お名前を伺ってもよろしいでしょうか」
「お声が小さくて〜」	「お電話が少々遠いようです」
「〇〇様でございますね」	「〇〇様でいらっしゃいますね」
「〇〇院長はいらっしゃいますか」	「院長の〇〇様はいらっしゃいますか?」
「〇〇に申し伝えておきます」	「〇〇に申し伝えます」
「〇〇はお休みをいただいております」	「〇〇は休暇をとっております」

5 電話対応：よく使うフレーズ

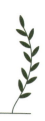

必ずしもマニュアル通りにはいかないことを知っていてください。

シチュエーション① 電話を受ける際の第一声	▶ 大変お待たせ致しました。□□□□歯科医院の受付○○でございます。
シチュエーション② 電話を保留にする場合	▶ ただいまお調べいたしますので、少々お待ちいただけますでしょうか？ ▶ ただいまお繋ぎいたしますので、少々お待ちくださいませ。
シチュエーション③ 折り返し電話をする場合	▶ 恐れ入ります。少々お時間を頂戴したいのですが、折り返しのお電話を差し上げてもよろしいでしょうか？ ▶ 恐れ入ります。その件に関しましては折り返しお電話をさせていただくということでよろしいでしょうか？
シチュエーション④ 取次相手が治療中の場合	▶ 申し訳ございません。あいにく院長は治療中のため手が離せない状況です。折り返しこちらからご連絡を差し上げてもよろしいでしょうか？

シチュエーション⑤ 取次相手が 休みの場合	▶ 申し訳ございません。本日○○は終日不在にしております。お急ぎのご用件でしょうか？ よろしければ○○が代わりにお伺いいたします。 （注）「お休みをいただいております」は NG
シチュエーション⑥ 謝罪の意を 伝える場合	▶ さようでございましたか。ご迷惑をおかけしてしまい申し訳ございません。
シチュエーション⑦ 電話相手の声が聞き取りにくい場合	▶ 申し訳ございません（に続けて） ・少々お電話が遠いようなのですが… ・電波の状況が良くないようですが… ・周りの音で、少々お声が聞こえづらいのですが… ▶ 大変申し訳ございません。聞き取りにくい状況でして、もう一度お聞きしてもよろしいでしょうか？
シチュエーション⑧ 電話相手がきちんと名乗らない場合	▶ 恐れ入りますが、お名前を（フルネームで）頂戴できますでしょうか？ ▶ 恐れ入りますが、お名前をお伺いしてもよろしいでしょうか？
シチュエーション⑨ 聞き取った内容を確認したい場合	▶ 確認のため、復唱させていただいてもよろしいでしょうか？ ▶ 恐れ入ります。確認のため復唱させていただきます。
シチュエーション⑩ 電話を 終わらせる場合	▶ 何かご不明な点がございましたら、いつでもお電話くださいませ。受付の○○が承りました。 ▶ 恐れ入ります。それでは△△時にお待ちしております。受付の○○が承りました。お気をつけてお越しください。

図 5-5 よくある電話対応のシチュエーションで使用できるフレーズ例。

6 患者さんからかかってくる予約電話：4種類

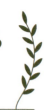

1 初診の予約電話

◆「初診」→初めてその歯科院で受診すること。「新患」という
- 初めての電話で緊張や不安があるので、安心感を抱いてもらえる対応を
- 問診票など記入していただく書類があることを伝え予約時間を設定

2 再初診の予約電話

◆「再初診」→ 過去に治療を受けたことのある患者さん、前回の来院から3ヵ月以上経過、または、別の主訴での受診
- 久しぶりの来院のため、住所や保険証、その他変更がないのか確認
- 問診票の記入があるため、予約時間を設定。快く受け入れる姿勢を表し、前回からの体調の変化などに気を配り声かけをしてください

3 急患からの受診相談

◆「急患」→ 耐えきれない痛みや補綴装置の脱離（はずれ）、破損（壊れ）など、「今すぐ治療をしてほしい」と希望される患者さんのこと
  - 「どこが痛いのか」「いつから痛いのか」「どんな時にどんなふうに痛むのか」「痛みの経過」など、しっかり確認すること
  - 予約制の医院の場合、「今すぐ受診可能」とはならない場合もある
  - 医院のルールに従い、対応法を確認しておくこと

4 再診や定期健診の予約電話

◆「再診」→ 継続して治療を受けている患者さんのこと
  - 前回来院時に予約を確定していなかった場合
  - 予約をキャンセルしたままのため、再度予約をする場合
◆「定期健診」→口腔内の健康維持のために来院される患者さんのこと

7 予約の電話がかかってきた時のワークフロー

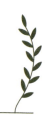

患者さんによって多少の前後の違いがあります。

- **初診**
  - 痛みがある
  - 健診希望
  - 紹介

- **再診**
  - 未予約だった
  - 何ヵ月も来ていない
  - 治療途中

- **急患**
  - 久しぶりの痛みの初診・再診
  - 痛みの初診・再診
  - 脱離（はずれ）による初診・再診
  - 他院での治療中の補綴装置や修復物の脱離
  - 当院で少し前に治療した補綴装置や修復物の脱離
  - 当院で昨日治療した補綴装置や修復物の脱離

  取れたけど、すぐには行けないんです！

  まずはお伺いを！

  ご不便をおかけして申し訳ございません
  ご希望の日時はございますか？

図 5-6 予約電話をかけてくる患者さんのシチュエーション。

STEP 1 挨拶をし、患者さんの名前をフルネームで確認する

STEP 2 名前をカルテコンピュータにて検索し、患者さんが登録されているかを確認する
- カルテコンピュータ（レセコン）の使い方を確認する

STEP 3 症状を確認する
- どこが・いつから・どんな症状かを確認する
- 相づちとオウム返し用いて、「症状を認識したこと」「いたわりの気持ち」を伝える

STEP 4 来院希望日時を確認する

STEP 5 アポイントの空き状況を確認して、診察可能日時を伝える
- P.130の「初診患者さんからの電話対応例」に準じて診察可能日を伝える

STEP 6 来院時に持参するものを伝える
- マイナンバーカード、健康保険証

STEP 7 予約時間に遅れる場合、変更を希望される場合、キャンセルされる場合のルールを伝える
- 必ず（　　　　）までに電話連絡をしてもらうこと
- 予約時間より（　　　　）分以上遅れると治療が行えず、再予約していただくことになること

STEP 8 来院をお待ちしていることを伝え、患者さんが電話を切ってから受話器を置く

図 5-7 予約電話がかかってきた時のワークフロー。

初診患者さんからの電話対応例

○○歯科医院
受付の△△でございます。

奥歯が痛いので、診ていただきたいのですが……。

奥歯に痛みがあるのですね。かしこまりました。
恐れ入りますが、お名前をフルネームで頂戴できますでしょうか？

田中一郎といいます。

田中一郎さん、はじめてのご来院でございますね？

はい、はじめてです。

奥歯に痛みがあるとのことですが、上下、左右、どちらででしょうか？

右下の奥歯です。

右下の奥歯ですね。いつからお痛みでしょうか？

昨晩からずっと痛くて、食事もできないのです。

痛みで食事も困難では、お困りでございますね。
来院できるご希望の日時はございますか？

できれば早めに診ていただきたいのですが…。

かしこまりました。予約状況を確認いたしますので、少しお待ち下さいませ…。お待たせいたしました。近々では○月□日△時からでしたら受診いただけますが、いかがでしょうか？

わかりました。そのお時間でお願いします。

ありがとうございます。○月□日△時、田中さんのご予約を承りました。
当日はマイナンバーカードもしくは健康保険証をご持参ください。

はい、わかりました。

田中さん、お電話ありがとうございました。○月□日△時、お待ちしております。どうぞお気をつけてお越しくださいませ※。

※初めての患者さんには、医院の場所、交通手段、その他、気をつけることを確認してください。

よろしくお願いします……（カチャ）

痛みのある再初診患者さんからの電話対応例

○○歯科医院 受付の△△でございます。

すみません、鈴木幸子と申します。また奥歯が痛み出したので診てもらえますか？

はい、鈴木幸子さんですね。
今、お痛みの歯は右・左どちらでしょうか？

右です。

はい、右奥ですね。
どのような痛みですか？
（詳細に尋ねる）

噛んだ時に、時々ズキッとする痛みです。

噛んだ時に時々ズキッとされるのですね。
では、できるだけ早めにきていただけたらと思います。

> 必ず痛みに共感しながら会話を続けてください

◆ できるだけ早く来院していただけるよう促していきましょう

鈴木幸子さんが
- どこの人か？
- 最終来院はいつなのか？
- 担当医師は？
- お口の状態（どこまでの治療で中断になったのか？）
- その後、定期健診をどのように、何回したのか？
- 担当歯科衛生士は？
- 歯周病の状態は？

カルテとコミュニケーションシートを確認した上で、予約を取りましょう。

> 要注意ポイント
>
> 再診用の問診表があるといいですね。
> 生活習慣や投薬など変わったことを聞き取りましょう。
> 治療への影響があります。

> 声のトーン、スピードなど、どのような声かけをすれば患者さんに安心していただけるのか、先輩とのロールプレイで確認してください

前回無断キャンセルした患者さんからの電話対応例

○○歯科医院
受付の△△でございます。

先日予約していた佐藤春夫です。

お電話ありがとうございます。
佐藤さん、○日はどうされましたか？
担当の□□と心配しておりました。

急な仕事が入ってしまって、連絡できず申し訳ございませんでした。

とてもお忙しくされていらっしゃったのですね。
治療中の右上の奥歯はいかがでしょうか？

ずっと気になっていまして…。
予約を取り直したいのですが。

かしこまりました。
○日○時、もしくは○時はいかがでしょうか？

○時でお願いします。

かしこまりました。
○日○時で予約をお取りいたしました。
診察券へのご記入をお願い致します。

よろしくお願いします。

佐藤さん、お忙しいところ大変恐縮ですが、ご変更がありましたら前日までにご連絡いただけますと助かります。
よろしければ、前日にこちらからご連絡いたしましょうか？※

※こちらから連絡をする際の医院のルールを決めておき、電話、メール、アプリなどの連絡法を患者さんに選んでいただく

わかりました。お電話いただけると助かります。

かしこまりました。お電話番号は、XXX-XXXX-XXXXでよろしいでしょうか？

はい、大丈夫です。

佐藤さん、それでは○日○時、お待ちしております。どうぞお気をつけてお越しくださいませ。

よろしくお願いします…（カチャ）

無断キャンセルした患者さんからの電話では、まず体調の心配をしましょう

定期健診希望の患者さんからの電話対応例 ①

○○歯科医院
受付の△△でございます。

すみません、山田花子です。
仕事が忙しくて、なかなかお電話できなくて。定期健診の予約をお願いしたいんです。

はい、山田花子さん、お久しぶりです。
お電話ありがとうございます。お仕事、お忙しかったのですね。お口の状態はいかがですか？
ご予約ですが、ご都合はいかがでしょうか？

いえ、特に痛いところなどはありません。○日の○時は空いていますか？

おまたせいたしました。申し訳ございません。その時間は少し難しいです。
○日でしたら○時が空いておりますが、いかがでしょうか？

はい。では○日○時でお願いします。

では山田さん、当日は保険証（必要であればお薬手帳も）をお持ち下さい。
どうぞお気をつけてお越しくださいませ。

◆ しっかり確認ポイント

定期健診の電話には、

①久しぶりに見てもらいたい
 ・どこもどうもない ➡患者さん都合
 ・痛みがある、噛みにくい ➡すぐ診てほしい
②いつもの歯科衛生士に診てもらいたい
③定期健診のハガキが届いたので電話をした
④定期健診のハガキが届いていたことを忘れていたので電話をした

など、いろいろなシチュエーションがあります。

Sample Answer

予約時によくある患者さんからの質問への回答例を決めておこう

よくある患者さんからの質問①

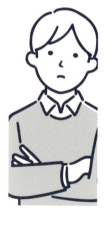

治療費はどれくらいかかりますか？

対応時の基本的な考え方

▶ 基本的に「保険適用の場合」は歯科医院間での差はありません（厚生労働省の定めた施設基準を満たしている歯科医院では多少料金が変わります）。

▶ 初診来院の場合、①初診料、②エックス線写真代、③その他の検査代を合計して3,000円程度になります。これに加えて④除石を行うと4,000円程度、⑤う蝕治療（むし歯の治療）や⑥歯内治療（神経の治療）などを行う場合は5,000円程度になります。

▶ 治療内容は検査結果を踏まえて行われるため、エックス線写真を撮影するまでは治療内容が確定できず、満足のいく回答が出せません。患者さんには、「検査結果により治療費が異なるため、3,000〜5,000円程度とお考えいただければと存じます」などのように丁寧に説明しましょう。

▶ 次回の治療内容がわかっていて、高額になりそうな時は、「次回は○○の治療になりますので、おおよそ○○円くらいかかると思われます」と少し高めの金額をお伝えしておくといいでしょう。

あなたの歯科医院での回答　　記入して活用しよう！

よくある患者さんからの質問②

歯科医院までの道順を教えてください

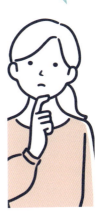

対応時の基本的な考え方

▶ HPなどに地図を掲示している歯科医院が多いと思いますが、電話口で簡単に説明できるようにしましょう。

▶ どちらからいらっしゃるのか、交通手段は何かを確認し、駅などのランドマークからの目印や、どちらの方向から何メートル、何分くらいと具体的に説明しましょう。

▶ 歯科医院に駐車場がある場合は、車で来院する患者さんの数を考えて予約を取りましょう。また、駐車場の場所や台数もお伝えします。近くのコインパーキングもご案内するとよいでしょう。

あなたの歯科医院での回答　　　記入して活用しよう！

定期健診希望の患者さんからの電話対応例 ②

○○歯科医院
受付の△△でございます。

あ〜、中央町の山本ですが、定期健診の予約を取りたいんですが〜

中央町の山本さんですね。お久しぶりです。
お口の状態はいかがでしょうか？
（カルテを探し、口腔内の状態と担当者を確認する）

特に問題はないです。

カルテを出しますので、少々お待ちいただけますか？
山本さん、○ヵ月ぶりですね。担当は○○になっておりますが、いかがいたしましょうか？

そうですね。
○○さんでお願いします。

かしこまりました。
○○の定期健診希望でしたら、最短で○月○日になります。
山本さん、いつも○時にお見えになっていましたが、お時間、○時でよろしいでしょうか？

はい

はい、では山本さん、〇月〇日〇時、担当〇〇で定期健診のご予約承りました。
当日、保険証をお持ちいただけますか？

はい

では山本さん、お気をつけてお越しくださいませ。

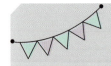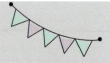

Q & A

Q1 患者さんからのキャンセルを受ける場合は、どう対応すればよいですか？

A1 患者さんがこれない理由に対して、
- ムカついた対応
- イヤミな言い方
- 事務的対応

はいけません。患者さんの状況をまず受け入れて、ご都合にあわせたお声かけをします。特に体調が悪い場合は、心配している旨を丁寧に伝えてください。次回の予約はこちらから連絡します。患者さんから連絡を待つことは控えましょう。

重要 そのため、**予約電話対応の際に《キャンセルや予約変更が生じないような働きかけ》を行うことが大切**です。

働きかけ 1 予約変更する際は、できるだけ早めに連絡していただくよう必ず伝える

- 「お忙しいところ恐縮でございますが、予約のキャンセルや変更を希望される際は、〇日前までにご連絡いただけると助かります」のように、**期日を交えて伝える**とよいでしょう。
- その時間に他の患者さんの予約を設定することもできますし、「キャンセル待ち」されている患者さんに連絡することもできます。

働きかけ 2	次の予約が希望どおり取りにくくなる （次の治療まで期間があいてしまう）ことを伝える

- **患者さんは簡単に変更できると思いがちですが、次々と予約が埋まっていくため、かなり先になってしまう**ことがあります。
- 治療内容によっては、間をあけるとよくない場合があります。**次の予約が先にならないよう期限をお伝えすることも必要です。**

働きかけ 3	前日に確認の連絡を入れる

- 無断キャンセルをしたことのある患者さんには、**前日に電話やショートメールなどで連絡を入れる**ことも得策です。
- 「前日にこちらから〇〇〇にてご連絡を入れましょうか」のように、**患者さんの望む手段でこちらから連絡する**旨を伝えましょう。

Q2 窓口業務と電話対応が重なってしまった時は、どちらを優先すればよいでしょうか？

A2　窓口業務と電話対応が重なってしまった時は、
①目の前の患者さんに少しお待ちいただけるか伺う
②一度電話に出て、お待ちいただく
のどちらかで対応するとよいでしょう。

　また、「〇コールまでに受付が出られない場合は診療室スタッフに出てもらう」と**あらかじめルール化**しておくと、安心して業務に集中できるでしょう（☞ P.117へ）。

8 予約変更やキャンセルの電話がかかってきた時のワークフロー

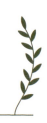

STEP 1 挨拶をし、患者さんの名前をフルネームで確認する

STEP 3 名前をカルテコンピュータにて検索し、患者さんが予約済みであることを確認する
- カルテを手元に取り寄せ、予約時の状況や次回予定がわかるところを開く

STEP 3 電話をいただいたことへの感謝の言葉と、現在の口腔内の状況を確認する
- 心配していることを言葉にして伝える
・「右上の奥歯が痛むとのことでしたが、現在はいかがでしょうか？」
・「先日の治療の後に痛みはございませんでしたか？」

STEP 4 （申し出があったら）変更希望日を確認し、提案する
- 本来の予約と同じ設定で空いている時間を探す
- 「改めてこちらから電話する」と患者さんが答えた場合は P.148 を参照のこと

STEP 5 予約時間に遅れる場合、変更を希望される場合、キャンセルされる場合のルールを伝える

◇ 医院のルールを（　）内に記入しましょう
- 必ず（　　　　　）までに電話連絡をしてもらうこと。
- 予約時間より（　　）分以上遅れると治療が行えず、再予約していただくことになること。
- 予約変更（再予約）時は、次の診療日まで期間が空いてしまうおそれがあること。

STEP 6 復唱し、診察券などへの記載をお願いする

STEP 7 お電話のお礼と、来院をお待ちしていることを伝え、患者さんが電話を切ってから受話器を置く

予約変更・キャンセル電話対応例

○○歯科医院
受付の△△でございます。

○日○時に予約している佐藤春夫です。予約を変更したくてお電話しました。

佐藤さん、予約変更のご連絡ありがとうございます。
(治療中の右上の奥歯はいかがでしょうか? お食事は美味しく召し上がれていますか?)

(おかげさまで、痛みもなく食事できています。)

(それはよかったです。)新しいご予約ですが、ご都合はいかがでしょうか?※

※ここは一度患者さんの都合を聞く

○時でお願いします。

かしこまりました。○日○時でご予約を承りました。
(診察券へのご記入をお願い致します。)

よろしくお願いします。

またご変更がありましたら、〇日までにご連絡いただけますと助かります。
こちらから前日によろしければご連絡などいたしましょうか？※

※こちらから連絡をする際の医院のルールを決めておき、電話、メール、アプリなどの連絡法を患者さんに選んでいただく

ありがとうございます。
今回は大丈夫だと思います。

かしこまりました。佐藤さん、それでは〇日〇時、お待ちしております。
お電話ありがとうございました。どうぞお気をつけてお越しくださいませ。

よろしくお願いします…（カチャ）

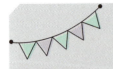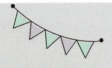

Q & A

Q1「改めてこちらから電話する」と患者さんが答えた場合は、どう対応したらいいでしょうか？

A1 患者さんの都合では、そのまま長期間空き、そのまま中断になる可能性があります。こちらから連絡させていただくように約束しておくと、その後の連絡が楽になります。しっかり記録し、忘れないように工夫しましょう。

「こちらから電話します」への対応例

次回は、まだ仕事の都合がわからないので、こちらから電話してもいいですか？

ありがとうございます。佐藤さん。
いま治療中の○○ですが、できましたら **重要** □□□□なので、○週間以内に予約をお願いしたいのです※。

※間が空くと治療に支障がでることを患者さんに伝え、理解していただけるよう促します

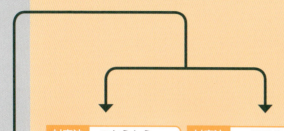

対応法 A　こちらから連絡する

佐藤さん、お仕事お忙しいと思いますので、**〇日頃、こちらからご連絡させていただきますが、いかがでしょうか?**

メールかLINE、携帯電話、どの方法がよろしいですか?

対応法 B　一旦予約を取る

現在予約が混んでおりまして、お電話をいただいてからすぐ予約が取れる状況ではありません。

ですので、**キャンセルしていただいて構いませんので、一旦、〇日に予約をお取りしておきましょうか?**

前日にこちらからお電話させていただきますので、また都合が悪い場合はその際にお知らせください。

9 歯科関連業者から かかってきた時 ワークフロー

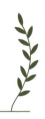

歯科医院には、多くの関連業者の関わりがあります。失礼のない対応を。

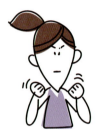

業者さんに対しても丁寧な対応を心がけましょう。
上から目線は NG です

STEP 1 挨拶し、名乗る

STEP 2 （相手が歯科関連業者の場合）
相手の名前を復唱し、日頃の感謝の気持ちを述べる

STEP 2-1
赤字は重要箇所
院内担当者が治療中の場合、ルールにしたがって対応する

▼ ただいま担当の〇〇は治療中でございますので、
▼ ①折返しこちらからお電話を差し上げます。よろしければご用件をお伺いいたします。
▼ ②恐れ入りますが〇時〇分ごろ、改めておかけ直しいただけませんでしょうか。
▼ ③もう少々、お待ちくださいませ。

STEP 2-2
赤字は重要箇所
院内担当者が手隙の場合は、保留にして電話をつなぐ

▼ 担当の□□に変わりますので、少しお待ち下さい。

- 歯科関連業者からの電話はすべて折り返しにする
- メモを見せて判断する

など、歯科医院内でルールを決めておくとよいでしょう。

STEP 3 相手の名前・用件を復唱し、名乗った上で電話を終える

10 歯科関連業者からの電話対応会話例

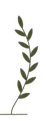

歯科関連業者からの電話対応例

○○歯科医院
受付の△△でございます。

いつもお世話になります。□□デンタルの中村です。
○○さん、ただいまお手隙でいらっしゃいますか？

田中さん、いつも大変お世話になっております。
ただいま○○は診療中でして、折返し○○よりお電話いたします。
よろしければご用件をお伺いいたします。

それは失礼しました。こちらから改めてお昼休みにお電話いたします。
用件は、ご質問いただいた器具の価格と納品可能日についてご相談があるとお伝えいただけますでしょうか。

かしこまりました。器具の価格と納品可能日についてでございますね。
○時○分よりお昼休みになりますので、○分ごろお電話をいただければ出られると思います。

かしこまりました。それではよろしくお伝えください。失礼します。

歯科関連業者対応（メーカー・ディーラー／歯科技工所）についてはCHAPTER 6も参照し、丁寧な対応を心がけましょう

はい。その旨○○に伝えます。受付の△△が承りました。お電話ありがとうございました。失礼いたします。
（相手が切ったことを確認してから受話器を置く）

11 院長宛にかかってくる相手の把握

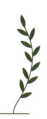

院長は歯科医院内の仕事だけでなく、歯科医師会、学会、勉強会（スタディーグループ）などで仕事を受け持っていることがあります。

1 誰かわからないからと言って不思議そうな対応をしないこと

2 どこの誰で、用件は何かをしっかり聞くこと

3 院長の交友関係や予定を把握し、失礼のないように

4 二度手間にならないよう、院長の予定を確認しておくこと

CHAPTER 7でも紹介するこのリストを作っておきましょう

	名前	歯科医院・会社名	電話番号	対応（つなぐ／折り返し／かけ直し／その場で確認）
家族・親戚関係				
歯科医師会関係				
同窓会関係				
勉強会関係				
歯科関連業者				
友人				

表 5-1　電話相手別 基本対応ルール表。

12 院長宛にかかってきた電話のワークフロー

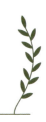

STEP 1 挨拶し、名乗る

STEP 2 （院長宛の歯科医師からの電話とわかったら）
相手の名前を復唱し、日頃の感謝の気持ちを伝える

STEP 3 院長の交友関係、今日の予定などを参照して対応する

① ただいま院長に代わります。少々お待ちくださいませ。
② ただいま院長は治療中でして、○時ごろ院長より折返しお電話いたしますが、ご都合はいかがでしょうか？
③ ただいま院長は治療中でして、お手数をおかけいたしますが○時ごろ
おかけ直しいただけませんでしょうか？
④ （②または③に続いて）よろしければ受付の○○がご用件を承ります。

先に院長に確認し、指示をもらっておくとよいでしょう

STEP 4 相手の名前・用件を復唱し、名乗った上で電話を終える

図 5-8　院長に電話がかかってきた際のワークフロー。

Column
ワンポイントコラム ④

院長の交友関係の中での立場を理解し、対応することが大事

> 院長と対応を決めておきましょう

・◇・

◆ 〇〇市歯科医師会〇〇委員会　委員長

〇〇委員会とは・・・

委員長の仕事とは・・・

毎月〇曜日に〇〇で委員会あり→急ぎの場合は診療中でも伝言に

◆ 〇〇大学同窓会　会計

〇〇大学同窓会幹部の先生より電話あり → 折り返しと伝える

◆ スタディグループメンバー

〇〇スタディグループとは

〇ヵ月に一度東京で勉強会（飛行機、ホテルの手配、タクシー予約）。

ズーム開催の場合がある→ 日時を確認。院長専用カレンダーに記入。

◆ 〇〇県同友会メンバー

同友会とは・・・→折り返しする

13 院長宛の電話対応例

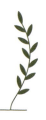

院長宛の電話対応例

○○歯科医院
受付の△△でございます。

□□歯科医師会の加藤です。
院長、お手隙でいらっしゃいますか?

加藤先生、いつもお世話になっております。
確認してまいりますので、少々お待ちください。

お忙しいところ申し訳ありません。

(保留にして、治療中の院長に「歯科医師会の加藤先生より着信。出る/折り返す(5分後/10分後/昼休み/診療後)」とメモに記して確認する)

加藤先生、たいへんお待たせいたしました。
院長の○○より、お昼休みになったらすぐに折返しご連絡差し上げるとのことです。よろしければご用件をお伺いいたします。

お忙しいところ申し訳ないです。
それでは、今度の歯科医師会セミナーの講演テーマについて相談したい、とお伝えください。

お電話ありがとうございました。受付の△△が承りました。失礼いたします。
（相手が切ったことを確認して受話器をおく）

かしこまりました。今度の歯科医師会セミナーの講演テーマについてでございますね。
〇〇に申し伝えます。

院長によろしくお伝えください。それでは失礼します。

14 セールス電話がかかってきた時

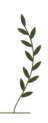

誰なのか名乗らずに一方的に話してこられるので要注意。

1 不動産／投資／求人広告／人材紹介／電気や電話の勧誘など

2 話が進むほど断るタイミングが難しくなる

3 「責任者の方いらっしゃいますか？」に、確認せずに変わってはいけない

4 曖昧に断るとまたかかってくる可能性あり

> 例えセールス電話でも失礼のないように迅速かつ上手に感じ良く断ってください

◆ セールス電話への対応例

- 不動産投資
- 求人広告　人材紹介
- セールス

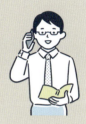

- 恐れ入りますが、どのようなご用件でしょうか？
- 恐れ入りますが、営業のお電話はすべてお断りするように言われています。
- 今のところ導入の予定はございません。
- 必要になりましたら、こちらからご連絡させていただきます。

要注意ポイント

担当者を聞かれても名前は言わないように！
取り次ぐ前に用件を聞き、その目的を把握することが重要！
またかかってくる可能性もあるので
「セールスの電話メモ」を作り、
記録しておくと対応の参考になります。

図5-8　セールス電話への対応法。

15 セールス電話への対応例

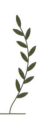

セールス電話への電話対応例

○○歯科医院 受付の△△でございます。

伊藤ですが、院長先生はお手すきでしょうか？

申し訳ございません。どちら様でしょうか。

□□□の伊藤といいます。

□□□の伊藤さんですね**（必ず社名と名前を復唱する）**。ただいま院長は治療中にて、お電話に出ることができません。恐れ入りますが、どのようなご用件でしょうか？

あと、どれくらいでかけ直したらよろしいでしょうか？

（一方的な人に対しては質問に答えなくてもよい）申し訳ございません。私でよろしければご用件をお伺いします。

あー、
じゃぁ、いいです。

電話を切った後、売り込み、勧誘などの営業電話を記録しておけば相手の話を真に受けることもなく対応できる

謎の営業電話記録		
日時	誰	対応
○月○日○時	□□の??	「じゃあいいよ」と切る
○月○日○時	不動産△△の山田	「またかけます」

表 5-2

16 こちらから電話をかける

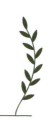

1 予約時間になっても来院していない患者さんへの確認電話

2 無断キャンセルした患者さんへの確認電話

3 予約の確認電話

4 予約変更のお願い電話

> 事務的に
> ならない
> ように

5 歯科医院からのお願いや、確認をする際の電話

6 治療内容についての確認電話

7 質問に対しての回答電話

8 歯科関連業者への注文や依頼、確認電話 など

1 予約時間になっても来院していない患者さんへの確認電話

◆ 予約時間に患者さんが来ていないと、
- 治療計画通りに治療を進められない
- 時間内に終わらず、次の予約の患者さんに影響する

◆ 電話で確認→ 担当に報告
- 来院を促すか
- 予約を取り直すか

  患者さんによって対応が変わるので要注意

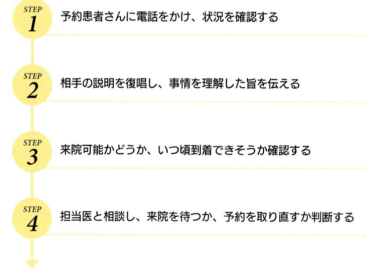

STEP 1 予約患者さんに電話をかけ、状況を確認する

STEP 2 相手の説明を復唱し、事情を理解した旨を伝える

STEP 3 来院可能かどうか、いつ頃到着できそうか確認する

STEP 4 担当医と相談し、来院を待つか、予約を取り直すか判断する

図 5-9 予約時間になっても来院していない患者さんへの確認電話ワークフロー。

2 無断キャンセルした患者さんへの確認電話

◆ そのまま来院が途絶えることが心配！！

もしかしたら、負い目を感じて連絡をためらっているかもしれない／治療途中のまま期間が空いてしまうことが重要問題／放置されると最悪の事態を引き起こすかもしれない／

患者さんにとっての「歯科治療の優先順位」をあげていただきさらに、最後まで治療できるように日頃から信頼関係を構築していきましょう。

STEP 1 無断キャンセルした患者さんに電話をかけ、状況を確認する
・来院されず心配していたことを伝える

STEP 2 相手の事情を復唱し、理解した旨を伝える
・共感し、現在の口腔内の状況をうかがう

STEP 3 新しい予約日時を提案する
・再度、無断でキャンセルされないようお願いする

STEP 4 スタッフ一同来院されることを心待ちにしてる旨を伝えて電話を終える

図 5-10 無断キャンセルした患者さんへの確認電話ワークフロー。

3　予約の確認電話

◆ 予約時に確認の〔電話〕〔メール〕〔ライン〕のどれがよいかを選択してもらう。患者さんの都合をうかがい、対応すること。

患者さんへの予約確認電話例

渡辺さん、こんにちは□□歯科医院、受付の○○でございます。次回の予約の件でお電話させていただきましたが、今、お時間よろしいいでしょうか？

はい、大丈夫です。

ありがとうございます。渡辺さん、○月○日○時、□□の治療で、お時間○分くらいの予定になっております。

はい。

では、月初めになりますので、保険証をお持ちいただけますか？

はい、大丈夫です。

ありがとうございます。○日○時、お待ちしております。お気をつけてお越しくださいませ。失礼いたします。

4　予約変更のお願い電話

◆ 歯科医院の都合でのお願いです。心から申し訳ないという気持ちを表すこと。事務的にならないように心がけましょう。

患者さんへの予約変更のお願い電話例

坂本さん、こんにちは。〇〇歯科医院受付の〇でございます。今、お時間よろしいでしょうか。

はい、どうぞ。

ありがとうございます。実は坂本さん、次回ご予約いただいております〇月〇日の件ですが、誠に申し訳ございません。その日、急遽、院長の〇〇が入りました。よろしければ変更をお願いしたいのです。

あ～そうなんですね。

申し訳ありません、坂本さん。次回は右下〇番の△△の治療予定になっております。お時間は1時間程度かかるかと思われます。〇月〇日〇時、もしくは〇日〇時はいかがでしょう。

では、〇日の〇時でお願いします。

ありがとうございます。ご協力に感謝いたします。では、〇日〇時にお待ちしております※。

※カルテに記入し、来院時はお礼を忘れないように。受付だけでなく、歯科衛生士、歯科助手、歯科医師にもユニットでお礼を言うように伝えておく　**重要**

5 歯科医院からのお願いや、確認をする際の電話

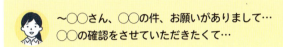
～○○さん、○○の件、お願いがありまして…
○○の確認をさせていただきたくて…

6 治療内容についての確認電話

～○○さん、現在治療中の△△の件ですが、院長（担当歯科衛生士）より伝言を承っております。
～○○さん、明日のオペの件ですが、
今晩は…
明朝は…

7 質問に対しての回答電話

～○○さん、先日の△△のお尋ねの件ですが…

8 歯科関連業者への注文や依頼、確認電話 など

○○さん、こんにちは。いつもお世話になっております。△△の□□、追加注文をお願いいたします（納品日を確認）。ありがとうございます。どうぞよろしくお願いします。

MEMO

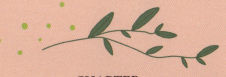

CHAPTER

6

管理業務

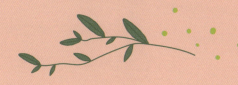

1 個人情報について

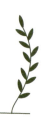

　個人情報保護法において「個人情報」とは、生存する個人に関する情報のこと（氏名、生年月日、住所、マイナンバー、メールアドレス、顔写真など）。

　どのような情報が個人情報になるのか、どう扱うべきか、基本的なルールを守ること！

　「要配慮個人情報」とは、社会的身分、病歴、身体障害、精神障害、医師によって行われた検査の結果、保健指導、診療、調剤情報などを指し、あらかじめ本人の同意が必要になる。

> 医院のマニュアルに従ってください

2 個人情報の取り扱いルール

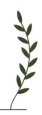

　どのような情報が個人情報になるのか、どう扱うべきかを理解をして基本的なルールを守ること！

1　勝手に使わない
◆ 利用目的を特定し範囲内で利用

2　なくさない、漏らさない
◆ 安全管理を全員で徹底

3　勝手に人に渡さない
◆ 本人の同意のもとのみ

4　聞かれても答えない
◆ 本人の請求がある場合のみ

歯科医院では患者さんの個人情報を多く扱うので十分注意が必要
❶ 処分はシュレッターで
❷ 絶対に外部に持ち出してはならない
❸ 重要なデータが保存されたコンピュータへのログインID、パスワードの流出にも注意

「損害賠償責任」
情報が漏洩した場合、被害者から民事上の「損害賠償請求」がなされることがあるので、要注意！！

3 カルテ管理

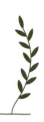

　法律上、最後の診療日からカルテは5年、エックス線画像は3年の保管が必要ですが、万が一医療事故などで損害賠償請求をされた際には重要な資料となるため、院長の指示に従います。

カルテの保管場所　→　医院のルールに従う
保管年数、廃棄方法　→　医院のルールに従う

　また、患者さん情報をスムーズに把握するためにもカルテ中の資料の書き方等を工夫しましょう。

＜ よく行われているカルテ管理の決まりごと ＞

保険診療と自費治療が一目でわかるようにする
担当者がわかるようにマーキングをする
治療中の患者さんと定期健診の患者さんのカルテをわかりやすくする
未予約患者さんカルテを分けて管理する
3ヵ月以上中断の患者さんはわかるようにする
問題のある患者さん（未払い継続など）が一目でわかるようにする
患者さんの家族関係がわかるようにする
カルテファイルは清潔を保つよう注意する

表6-1

4 重要書類や文書の管理

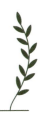

1 様々な文書の種類の把握

2 保管場所の確認

< 重要書類 保存場所一覧 >　　記入して活用しよう！

契約書および同意書	
技工指示書および控え	
マル模の管理表	
診療情報提供書	
診療情報提供書、紹介状、礼状の控え	
請求書および納品書	
産業廃棄物管理表（特別管理産業廃棄物処理記録表）	
貴金属リサイクル分析依頼書／預かり書	
診療機器の保証書および点検、修理報告書	
講演会、学会資料（案内状、登録証）	
院長関連書類	

表6-2

5 頻繁に使用する書類

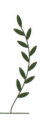

1 診療情報提供書

2 紹介状
- あらかじめテンプレートを作成する。日付、患者名、内容を歯科医師が入力し印刷できる状態にしておく

3 お礼状
- あらかじめテンプレートを作成する。日付、患者名、内容を歯科医師が入力し印刷できる状態にしておく

4 器具、機材の保証書
- 誰もがすぐ取り出せるように

5 取り扱い説明書
- 整理して管理する

CHAPTER 6 まとめ

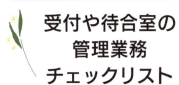

受付や待合室の管理業務チェックリスト

実際に担当される業務をチェック&追加して、患者さんが安心して通える歯科医院づくりに貢献しましょう。

✓	受付・待合室の環境整備
☐	患者さん目線で受付や待合室を確認している
☐	治療中の患者さんと定期健診の患者さんのカルテをわかりやすくしている
☐	ホコリや汚れの有無を確認している
☐	本棚の整理整頓をしている
☐	雑誌の管理をしている
☐	物販コーナーの見え方(見映え)を意識している
☐	掲示物の内容が適切である
☐	患者さんの動線上に危険物がない
☐	傘立てが整理されている
☐	照明はすべてきちんと点灯する
☐	カーテンやひざ掛けなどが清潔な状態である
☐	BGMの内容、音量は適切である
☐	ルールに従い、荷物や郵送物をすみやかに適切な場所に移動している
☐	患者さんの目のつくところに付箋やメモなどが貼られていない
☐	ルールに従い、エアコンの温度・風量・風向きを設定している
☐	ルールに従い、換気をしている(　　時、　　時、　　時)
☐	ルールに従い、トイレの清掃をしている(　　時、　　時)

✓	カルテ管理
☐	保険治療と自費治療がひと目でわかるように区別している
☐	担当者がわかるようにマーキングしている
☐	治療中の患者さんと定期健診の患者さんのカルテを分けて管理している
☐	未予約患者さんを分けて管理している
☐	3ヵ月以上中断の患者さんはわかるように管理している
☐	問題のある患者さん（未払い継続など）が一目でわかるようにしている
☐	患者さんの家族関係がわかるようにしている
☐	カルテを棚に戻す際はホルダーをエタノールで消毒している

✓	重要書類・文書管理
☐	すぐに重要書類が取り出せるように管理している
☐	重要書類を処分する際はシュレッダーで裁断し、外部流出を防ぐ対策をしている
☐	コンピュータのログインID、パスワードの外部流出を防ぐ努力をしている
☐	頻繁に使用する書類のテンプレートを作成している
☐	重要書類送付時は控えとしてコピーをとり、送付日を記録している

6 メーカー・ディーラー対応

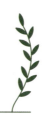

1 取引のあるメーカー・ディーラーの把握をしておく

- ◆ メーカー：歯科医療機器や器材、薬品の販売をする。歯科医院への直接販売はせず、取引先のディーラーに紹介や企画、提案を行う。例）（株）モリタ（株）ヨシダ（株）ジーシーなど
- ◆ ディーラー：メーカーから新製品の紹介や企画提案を受け、歯科医院に製品を販売する
- ◆ ディーラーの担当者が決まった曜日に来院
- ◆ こちらから来てもらうこともある
- ◆ 故障時にもお願いする

2 担当者とのコミュニケーションを！

- ◆ 感謝の気持ちを忘れずに、丁寧な対応を心がけること。また、業務がスムーズにいくように前もって準備をする

< 取引のあるメーカー・ディーラーリスト >　記入して活用しよう！

会社名	担当者名	電話番号	主な取引内容	主な来院日

表 6-3

7 在庫管理

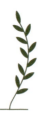

担当者が責任を持って管理すること、

1 どこに何がどれくらいあるのか

2 「見える化」し、在庫係の情報を共有
◆ 使用期限をチェック

3 品目別の注文先、納入時期の確認

< 主な材料の在庫管理表 >   記入して活用しよう！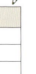

材料名	最低在庫数	取引先

表 6-4

8 院内での情報共有事項

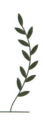

「知らなかった」は「損」。

1 セールやキャンペーンの最新情報収集

2 入荷時の情報

3 器材などの取り扱い終了等の特別情報

4 業者からの連絡や案内があれば、即スタッフへ共有

5 新製品の資料や試供品、使用材料の変更など
スタッフの要望も確認して、担当者に伝えること

6 営業担当者への連絡方法
◆ 電話、FAX、メール等、ルール決めをしておくこと

> 誰が、いつ、どこの営業担当者からの連絡を受けたのかも記録しておきましょう

9 発注管理

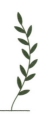

発注ミスは患者さんに迷惑をかけてしまうことにつながります。

1 発注書の書き方マニュアルを作成する

2 発注書の控えの保管方法

3 「発注管理ノート」の活用
  ◆ 発注日、発注先、到着日

> 無駄を
> なくすことも
> 「仕事」です

4 管理責任者を作る

5 漏れがないようダブルチェック

< 発注管理ノートのフォーム >　　　　記入して活用しよう！

発注日	材料名	個数	発注先	担当	受取日

表 6-5

10 歯科技工所対応ルール

1 「歯科技工所」とは歯科技工士が補綴装置（被せ物や入れ歯等）などを製作する所

2 「歯科技工所」によって得意分野があり、複数の歯科技工所と取引をしている場合もあるので、確認すること

3 受付では主に配送、受け取りの管理をする

- ◆ 宅配便利用の場合 → 医院のルールに従う
- ◆ 直接来院の場合 → 医院のルールに従う

< 取引のある歯科技工所リスト >　　　　記入して活用しよう！

歯科技巧所名	担当者名	電話番号	主な取引内容

表 6-6

11 補綴装置、修復物発注時のルール

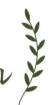

1 受付では主に、配送、受け取りの管理をする

- ◆ 宅配便利用の場合 → 事前に患者さんの次回予約、日時を確認
- ◆ 直接来院の場合 → もれがないかの確認
- ◆ 配送の場合 → 伝票の確認

※（色分けやかごを分けるなど、誰もが一目でわかるように）
（効率良くダブルチェック）

2 技工指示書、印象模型、対合歯模型、バイトなど指示に従い、発注に必要なもの（送付リスト作成）をまとめておく

12 歯科技工所へ配送の流れ

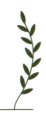

梱包方法は、歯科医師や歯科技工所の指示に従います。破損すると補綴装置や修復物を製作することができなくなります。患者さん、医院への多大な迷惑をかけることになるので要注意。

1 歯科技工所の担当者に連絡

2 配送業者名、到着予定日、完成予定と医院への到着予定日の確認

3 歯科医師（担当者）へ完成予定と到着予定日を伝える

4 誰もが確認できるようにカレンダーに印をつける

5 「技工物発注ノート」に記録

6 現状の把握ができるようにノートの確認をする習慣をつける

＜技工物発注管理ノートのフォーム＞　　記入して活用しよう！

発注日	発注内容	発注先	配送業者	到着予定日	完成予定日	到着日

表6-7

CHAPTER 6 まとめ

歯科関連業者対応チェックリスト

> 実際に担当する業務をチェック&追加して、滞りなく発注・対応ができるようご活用ください

✓	メーカー・ディーラー対応時
☐	器具・器材のメーカーを把握している
☐	目的の材料を購入する際、どのディーラーに発注するかを理解している
☐	担当者が来院する曜日・時間を把握している
☐	最低在庫数を把握し、在庫切れが生じないようにしている
☐	営業担当者からの情報・案内を歯科医師やスタッフに伝達している
☐	歯科医師やスタッフの要望を確認し、営業担当者に伝達している
☐	発注前に院長に確認・許可をもらっている
☐	発注書控えの保管、発注管理ノートなどで発注管理をしている

✓	歯科技工所対応時
☐	発注する技工物によって、どの歯科技工所に連絡するかを理解している
☐	歯科技工所の担当者が来院する曜日・時間を把握している
☐	配送時に同梱するものを理解している
☐	配送時に印象体や石膏模型が破損しないように梱包している
☐	技工指示書控えの保管、技工物発注管理ノートなどで、ひと目で状況が把握できるようにしている

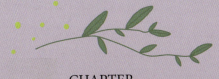

CHAPTER

7

院長サポート

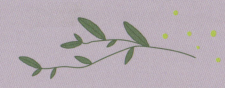

1 院長の交友関係マニュアル作成

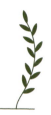

　受付業務作業、眼の前の患者さん対応、加えて予定外の仕事が舞い込んできます。できるだけスムーズに、そしてスマートに終わらせていきましょう。

1 電話 📞

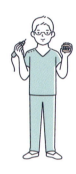

- ◆ 診療中でも繋ぐ人
- ◆ 折り返す人
- ◆ かけ直しをお願いする人
- ◆ その他の対応

2 治療のための来院 🚶

- ◆ VIP対応マニュアル作成
- ◆ 他の患者さん同様
  - ・待合室で待ってもらうの？
  - ・誰よりも先にお通しするの？
  - ・お茶は出すの？
  - ・お金はいただいてよいの？
  - ・奥様に紹介する？
- ◆ 院長対応（治療）
- ◆ 支払いや次回の予約についても、マニュアルに従う

2 交友関係リスト作成

< 電話相手別 基本対応ルール表 >

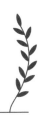

記入して活用しよう！

	名前	歯科医院・会社名	電話番号	対応(つなぐ／折り返し／かけ直し／その場で確認)
家族・親戚関係				
歯科医師会関係				
同窓会関係				
勉強会関係				
歯科関連業者				
友人				

表 7-1

3 院長宛の郵便物

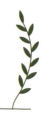

院長からの指示がない限り開封してはいけません。

1 机に置くだけではいけません

2 届いた日、メモを残し仕分けする

3 院長の指定した場所に保管する

4 速達や書留は口頭で伝え、手渡しする

返却期日がある場合もあるため、「確認」を忘れずに。置く場所を決めておきましょう。

> **例** 院長とルールを決めておきましょう　　　　< 院長室の清掃ルール例 >
>
> ・ゴミ箱の中を確認してから廃棄。
> ・名刺はファイルにしまう（日付が書いてあるか確認）。
> ・デスクの上はさわらない。
> ・洋服はハンガーにかけてよい。
> ・いただき物には「名前・日付・期限の確認」を貼ってから定位置に置く。

図 7-1

4 来客対応

1 来客の案内場所（来院の目的を理解しておく）

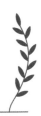

◆ その時の診療の状況や時間によって変わる
◆ 来客者によっても変わる

< 来客者を案内する場所 >　　　　　　　　　記入して活用しよう！

お客様ご案内場所

....にご案内する

（すでに使用している場合は）

1. ....にご案内する

2. ....にご案内する

図 7-2

2 お茶の出し方

1. お客様によって何を準備するのか、院長と打ち合わせをしておく

    例）コーヒーは苦手／砂糖はなし／ペットボトルのまま／薄めの緑茶

    近年はお茶は湯呑み＋茶托から紙コップ、紙パック、コーヒー、紅茶はカップ＋ソーサから紙コップ、マグカップ、もしくはペットボトルなどが多くなっています。本来の「おもてなし」を知った上での紙コップ（ペットボトル）です。接客の基本をいざという時のために身につけておきましょう。

2. お茶出しのマナーを理解し、トレーニングしておくこと

> 紙コップで提供する場合は、入れすぎに注意しましょう。

用意するもの

- ☐ 緑茶
  - ☐ 温・冷
  - ☐ ペットボトル
  - ☐ 紙パック

- ☐ ミネラルウォーター

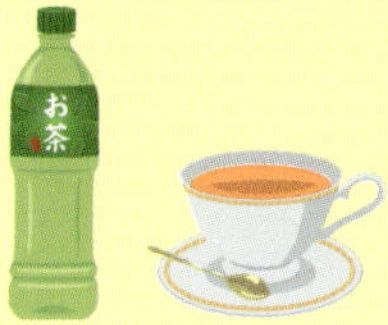

コーヒー
- ☐ 砂糖
- ☐ ミルク

アイスコーヒー
- ☐ ガムシロップ
- ☐ ミルク

院長には
- ☐ 来客者と同じもの
- ☐ 院長の指定（　　　　　　　）

図 7-3　お茶出しのルール。

お茶出し時のマナー例

1. トレーにカップ（茶碗）・ソーサー（茶托）、スプーンなどを分けてのせ、運ぶ。　　お茶は七分目

2. ノックし、返事を確認してから入室する。

3. 来客者のそばで腰を落とし、カップ・ソーサー・スプーンなどをセットして、ソーサーを持って「失礼します」と挨拶した上で上役から差し出す。

4. 最後に院長に差し出して、一礼して退室する。

図 7-4

3 アポイントのない来客対応

1. 突然の来客に驚いた表情をして慌てないように
2. 会社名、名前、用件を丁寧にお伺いする
3. 院長に確認
4. 用件だけ確認の場合、メモをして院長へ

◆ ＜こんな時、どうする？＞
院長から営業できた人に対して「また来てもらって」と言われた時、どのようにお断りしますか？

本日はお約束をいただいていますか？

いえ、お昼休みに少しお時間をいただければと思いまして…

申し訳ございません。本日午前中の治療が長引くようで、お時間がとれるかどうかわかりません。よろしければ私がご用件をお伺いいたしますが、いかがでしょうか？

では結構です

申し訳ありません

図 7-5

いただき物対応

患者さんからの「感謝の気持ち」を表したもの。失礼のないように対応してください。

1. 必ず院長に報告する
2. 許可なく勝手に開封しない
3. 個人的な物に関してもルールを決めておくこと
   - 個人がもらってよい
   - スタッフ全員で分ける
   - 院長の指示に従う
   - 当日休みのスタッフにはどうする?
   - 賞味期限等の管理は誰がするのか
4. 受け取る際は医院を代表して丁寧にお礼を言う
5. サブカルテに記入、次回来院時にもスタッフからお礼を言う

> お礼状を出す、お返しをするなど、医院のルールに従う

> どなたから、誰に対して、どのような想いが込められているのかを皆で共有することが大切

< いただき物リストのフォーム >　　　記入して活用しよう!

日付	名前	所属	品物	報告	お礼(ハガキ/メール/電話)

表 7-2

5 贈答品に関する業務

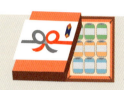

- ☞ 7月中旬〜　お中元
- ☞ 12月初旬〜　お歳暮
- ☞ 開業祝い

1 歯科医院に届いたら院長へ報告
  ◇ 賞味期限、要冷凍、要冷蔵に注意

2 院長の指示のもと、お礼の対応

3 リスト作成

< お中元・お歳暮リストのフォーム >　　記入して活用しよう！

日付	名前	所属	品物	報告	お礼（ハガキ／メール／電話）

表7-3

6 葬儀への対応

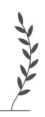

葬儀に関する連絡が医院へ FAX、電話、院長へ直接届きます。

1. 葬儀が行われる日時と場所
2. 喪主名
3. 宗教の種類
4. 電報の準備
5. 不祝儀袋の準備（筆ペン）
6. 命日の記録（一周忌などの準備）

何もない時に冠婚葬祭のマナーを理解し、失礼のない行動ができるようにしておきましょう。

- 院長が告別式に出席の場合　→　院長からの指示を受けてください
- 院長が告別式に欠席の場合　→

> スタッフもお通夜、葬儀に出席する場合もあります。常日頃から、冠婚葬祭のマナーを理解し失礼のない行動ができるようにしておきましょう

CHAPTER 7　まとめ

院長のサポート業務チェックリスト

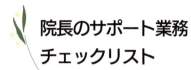

> 実際に担当する業務をチェック＆追加して、院長の頼れる秘書になれるようご活用ください。

✓	院長のサポート
☐	院長のスケジュールを把握している
☐	院長のスケジュールに変更がないか、毎朝確認している
☐	院長の交友範囲を把握している（電話、来院）
☐	院長宛の郵便物をきちんと報告・管理している
☐	ルールに従って院長室の清掃ができる

✓	院長への来客対応
☐	来客者をルールに従って案内できる
☐	お茶出しの内容やマナーを理解し実践できる
☐	アポイントのない来客者への対応ができる

✓	いただき物や葬儀への対応
☐	患者さんや来客からの「いただき物」に失礼なく対応することができる
☐	お中元やお歳暮などの到着をきちんと院長に報告・管理している
☐	お中元やお歳暮などに対してお礼対応ができる
☐	葬儀の連絡が届いたら、すぐに院長に報告し指示を仰いでいる

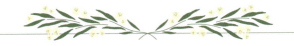

著者プロフィール

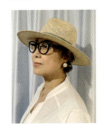

中原 三枝（なかはら みえ）

STYLISH SCHOOL 代表、デンタルメディエーター

<略歴>

1979年	モデルとして活動
1984年	ミス・ワールド日本代表として世界大会に出場
	国際親善大使として国際文化協会に所属
1996年	コミュニケーション、イメージアップアドバイザーとしてカルチャースクール、ラジオ番組出演、スタッフ研修、講演、雑誌執筆等を中心とし活動（歯科医院スタッフ研修始まる）
2002年	STYLISH SCHOOL（福岡市中央区）設立
2011年	緊急就職支援事業「歯科アシスタント科」認定
2016年	歯科衛生士専門学校接遇講師
	歯科雑誌、歯科関連企業での執筆、歯科関連学会、歯科大学での講演、歯科医院院内研修、勉強会セミナー講師として活躍
現在	福岡市歯科医師会歯科助手講座講師、院長お悩み相談室、奥様サロン、歯科医院経営コンサルタント、歯科医院受付強化トレーニング、歯科医院のルール作り、後輩指導の壁、歯科医院フロアマネージャー育成講座、他
	歯科医院マネージャークラス勉強会主宰
	デンタルメディエーター育成、Self Mediation クラス 開催中
	日本歯科医療相談センター チーフアドバイザー

<著作>

1) Dental Diamond × DHstyle コラボレーション企画 院長 0783 相談室．Dental Diamond, 42(1)2017 ～ 43(12)2018.
2) スタッフ 0783 相談室：DHstyle, 11(1)2017 ～ 12(12)2018.
3) 院内ニンゲンカンケイのおなやみ Q&A．デンタルダイヤモンド社、2019.
4) 歯科医院で評価される女性のためのるーるブック．STYLISH SCHOOL、2013.
5) 歯科医院で評価される女性のためのるーるブック Part2．STYLISH SCHOOL、2022.

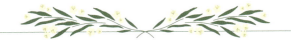

決定版
歯科医院のための受付マニュアル

2025 年 4 月 2 日　第 1 版第 1 刷発行

著者	中原三枝(なかはらみえ)
発行人	畑 めぐみ
装丁・本文デザイン	岩木芙由子
発行所	インターアクション株式会社
	東京都武蔵野市堺南町 2-13-1-202
	電話　070-6563-4151
	FAX　042-290-2927
	web　http://interaction.jp
印刷・製本	シナノ印刷株式会社

©2025　インターアクション株式会社　　　　禁無断転載・複写
Printed in Japan　　　　　　　　　　　　　落丁本・乱丁本はお取り替えします
ISBN 978-4-909066-72-5 C3047　　　　　　定価は表紙に表示しています